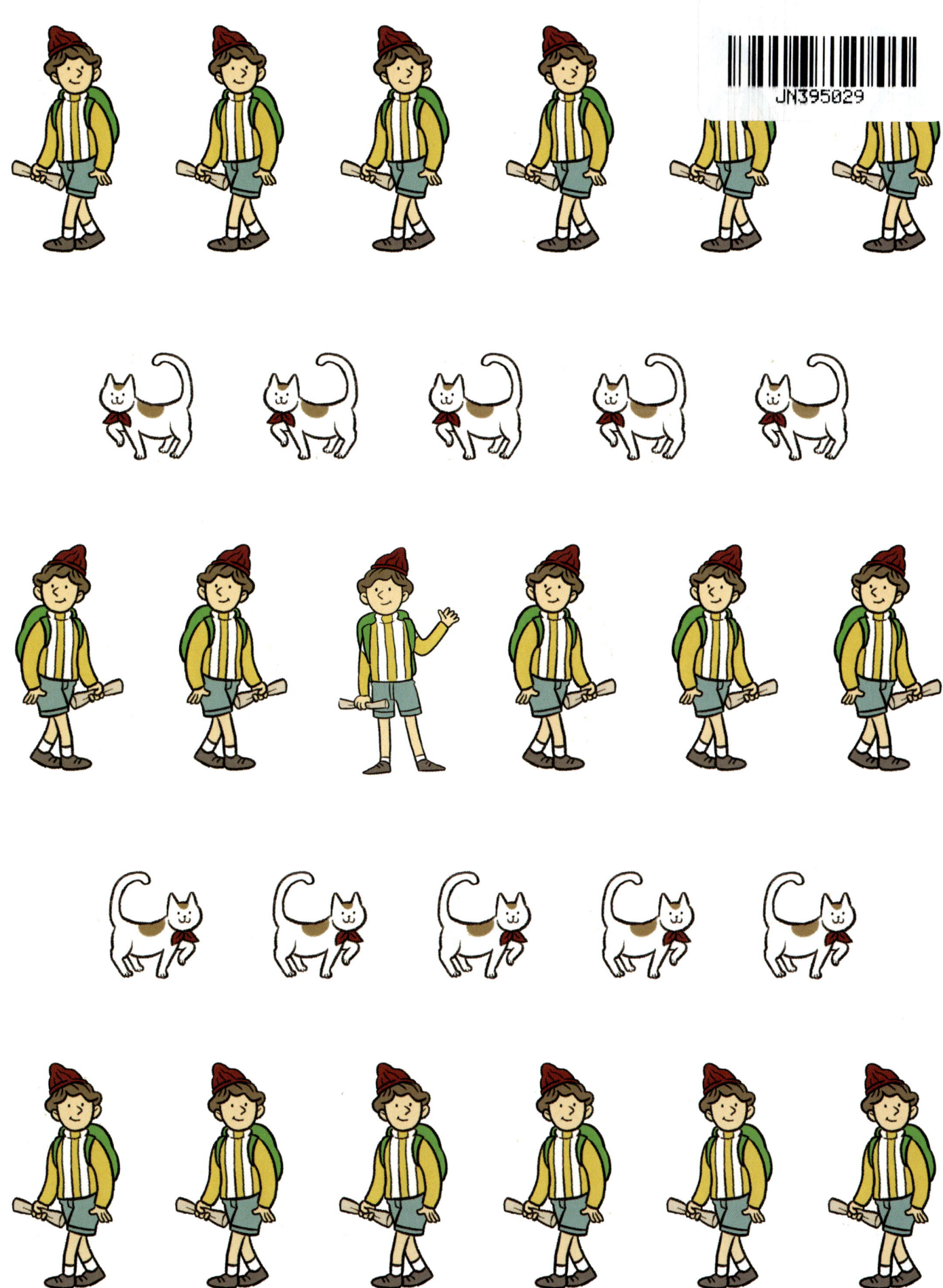

제조년월: 2019년 8월 20일 제조자명: 오렌지연필
주소: 경기도 고양시 화신로 340, 716-601
전화번호: 070-8700-8767 사용연령: 8세 이상 제조국명: 대한민국
사용상 주의사항: 모서리가 날카로우니 주의하세요. 던지거나 심한 충격을 주지 마세요.
KC마크는 이 제품이 공통안전기준에 적합하였음을 의미합니다.

숨은 제니 찾기

초판 1쇄 인쇄 2019년 8월 8일
초판 1쇄 발행 2019년 8월 20일

지은이 | 아델 디샤넬
펴낸이 | 박찬욱
펴낸곳 | 오렌지연필
주　소 | 경기도 고양시 덕양구 화신로340, 716-601
전　화 | 070-8700-8767
팩　스 | 031-814-8769
메　일 | orangepencilbook@naver.com

디자인 | 미토스

ⓒ 오렌지연필

ISBN 979-11-89922-5-4 (77810)

* 잘못 만들어진 책은 구입처에서 교환 가능합니다.

이 도서의 국립중앙도서관 출판예정도서목록(CIP)은 서지정보유통지원시스템 홈페이지(http://seoji.nl.go.kr)와 국가자료종합목록 구축시스템(http://kolis-net.nl.go.kr)에서 이용하실 수 있습니다. (CIP제어번호 : CIP2019030747)

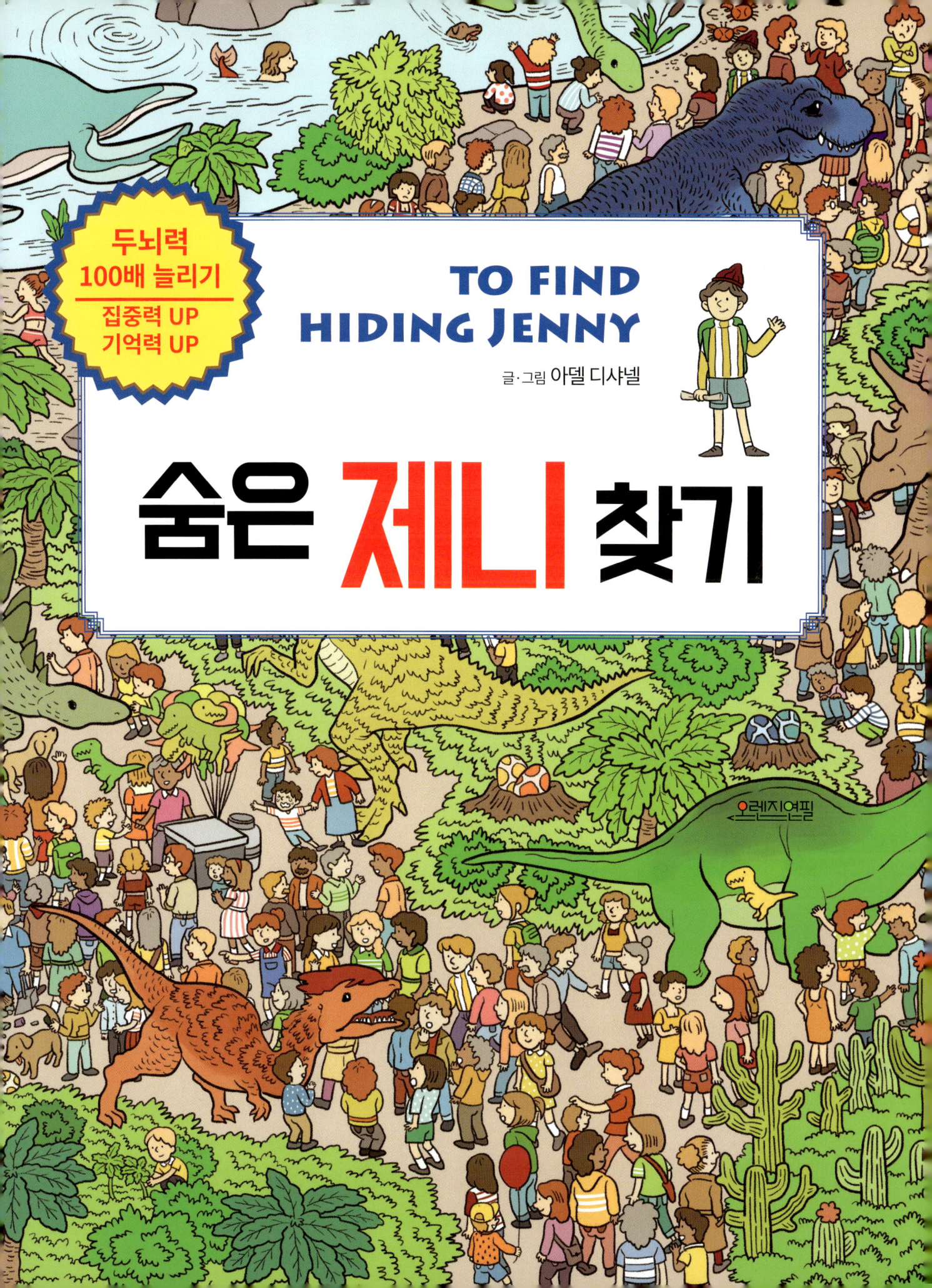

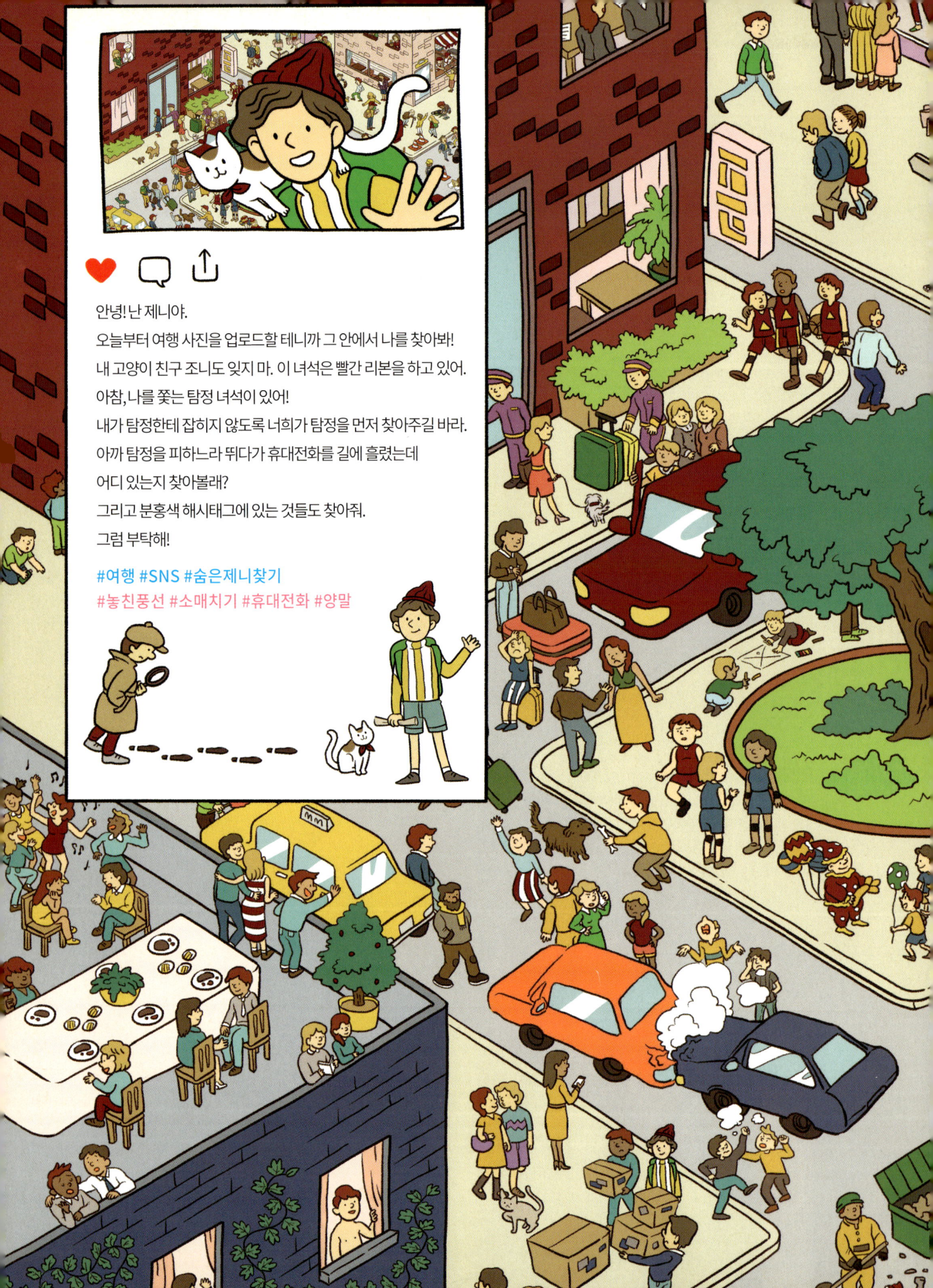

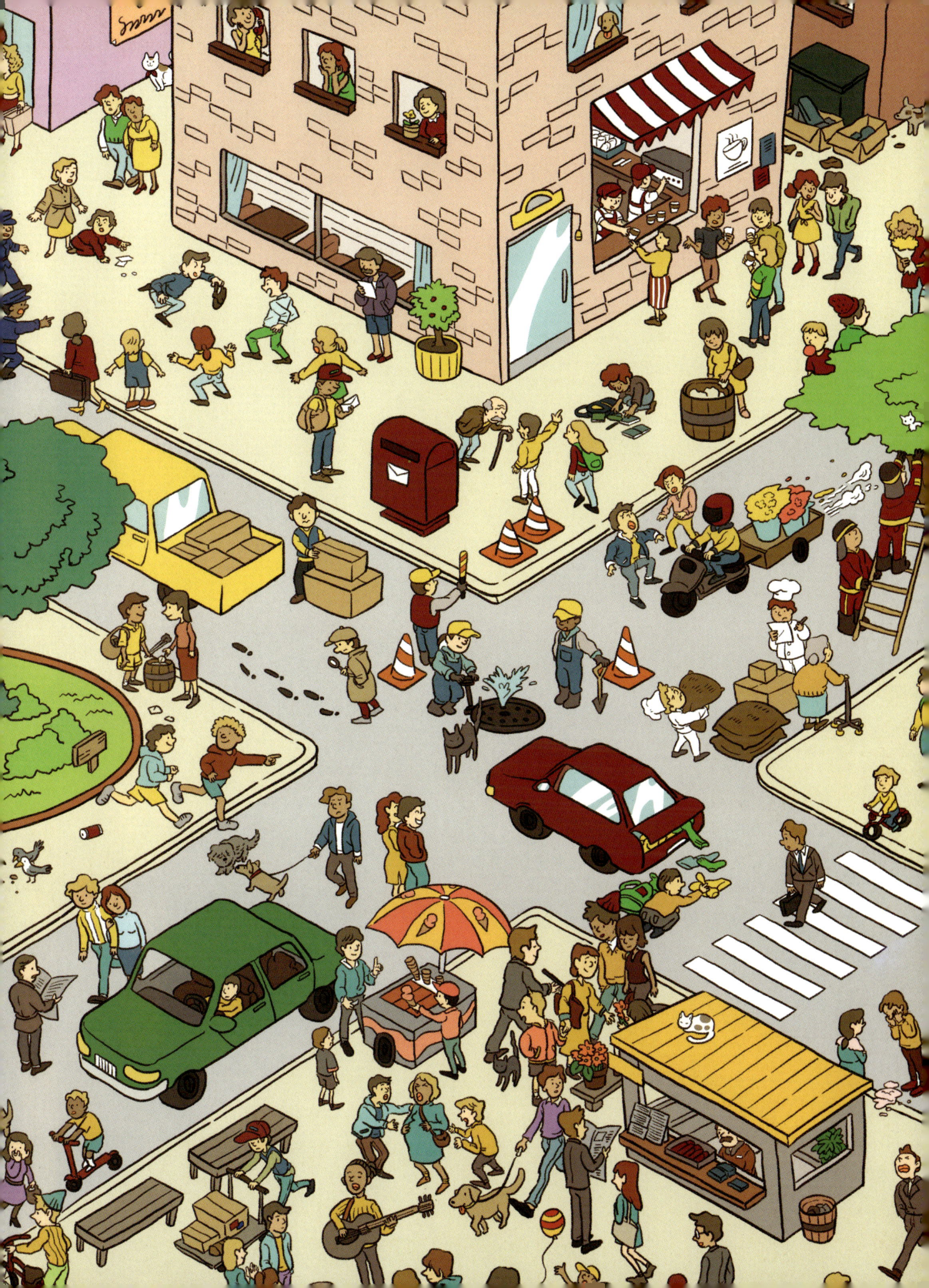

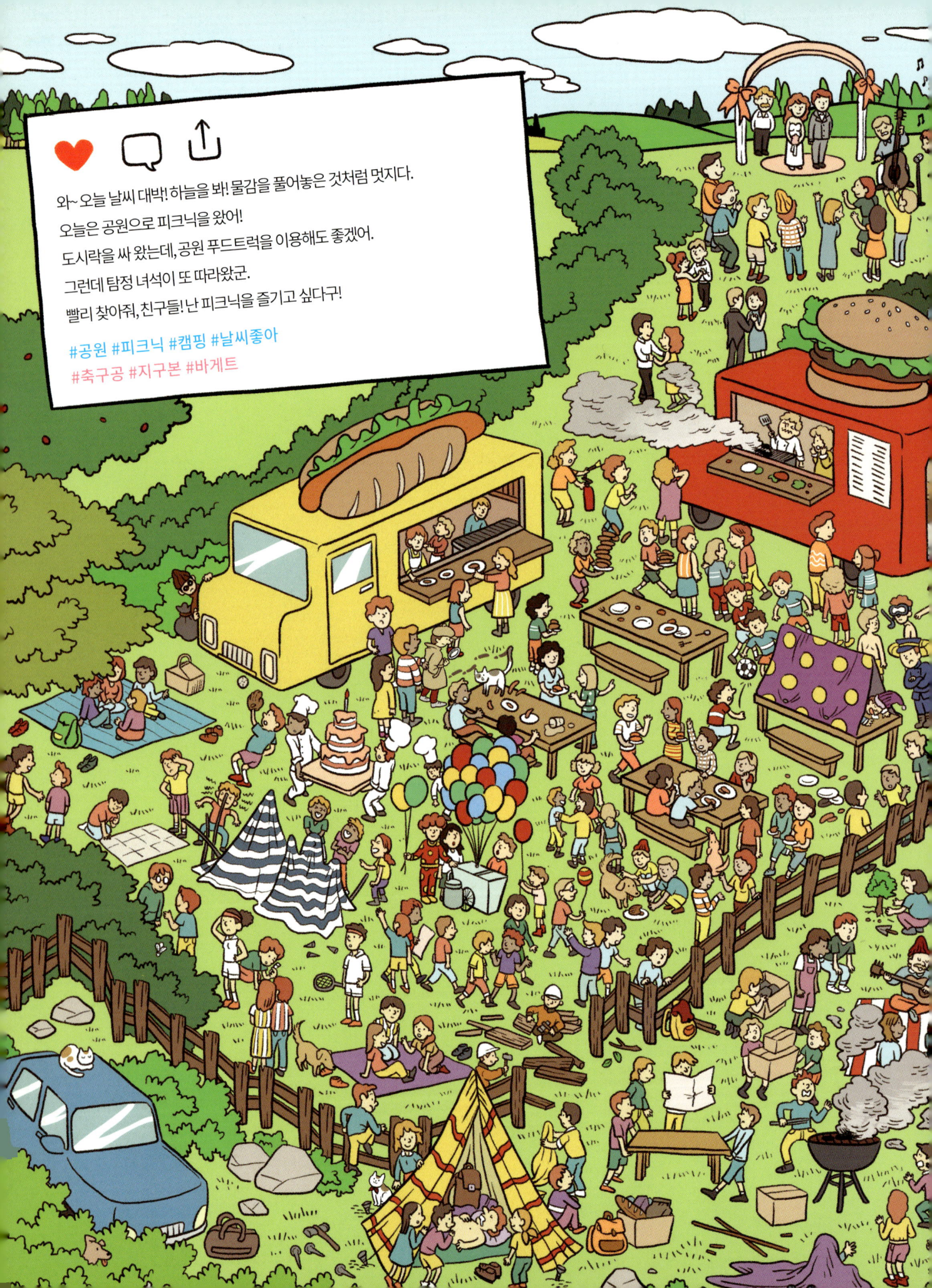

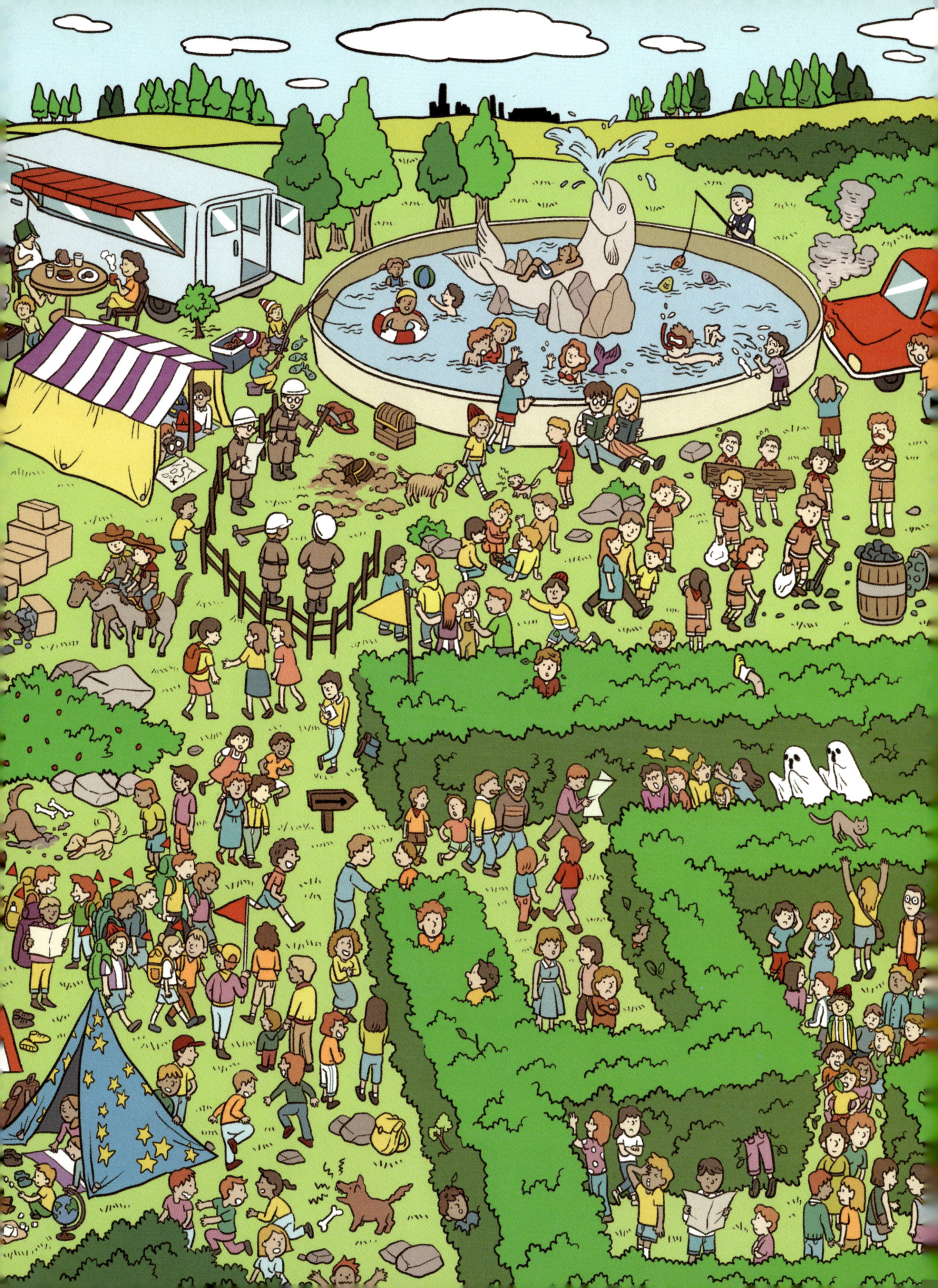

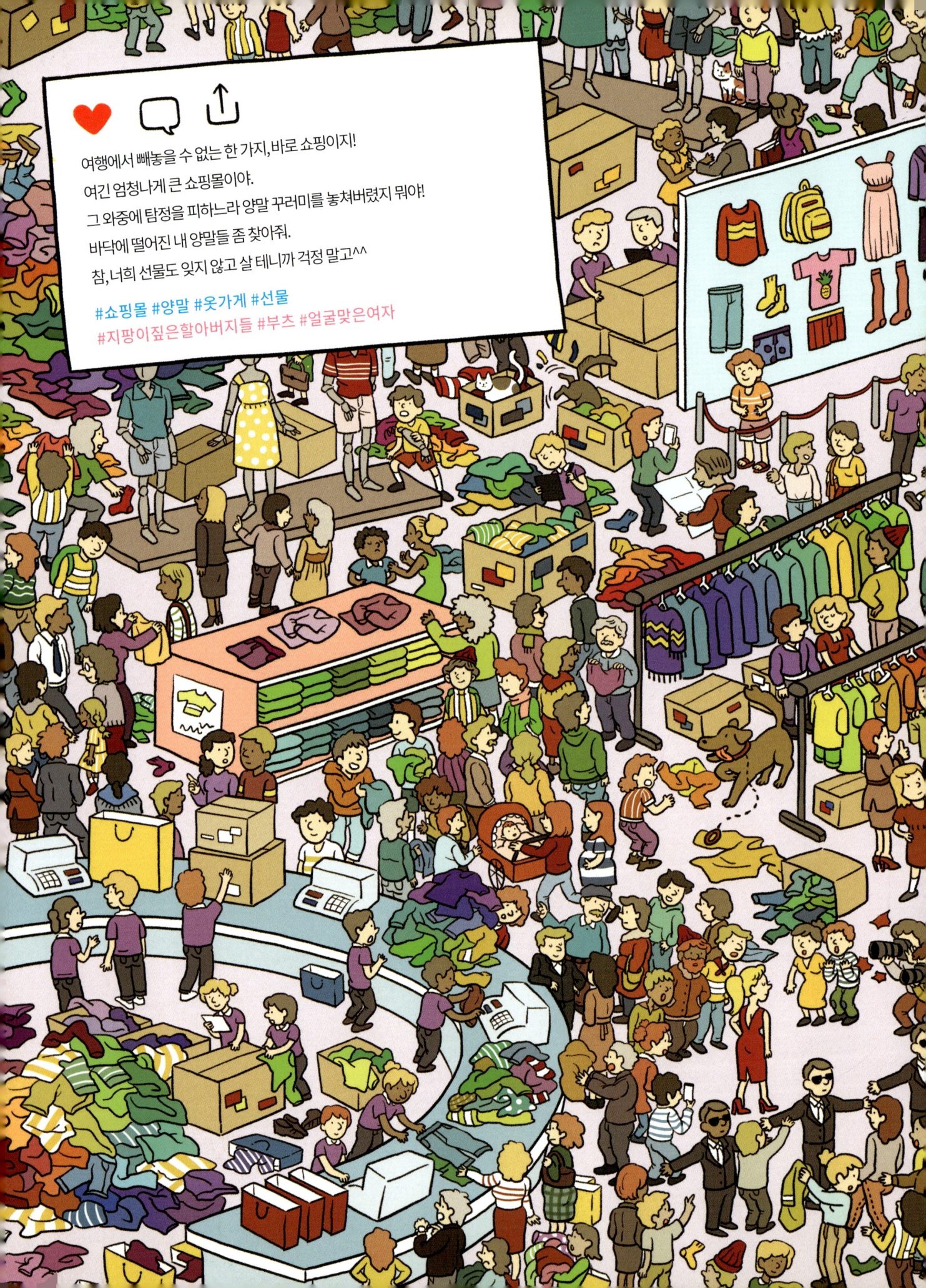

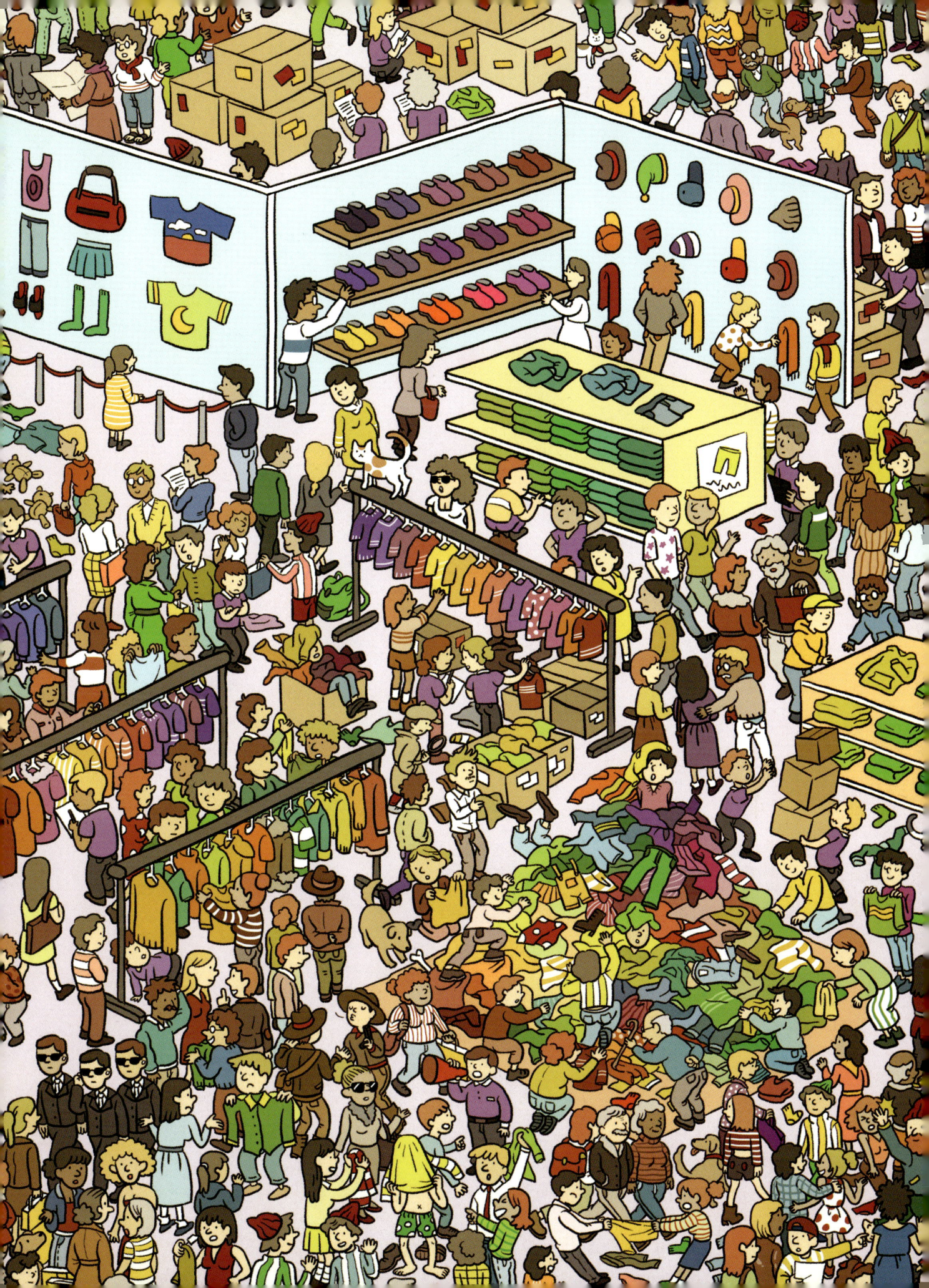

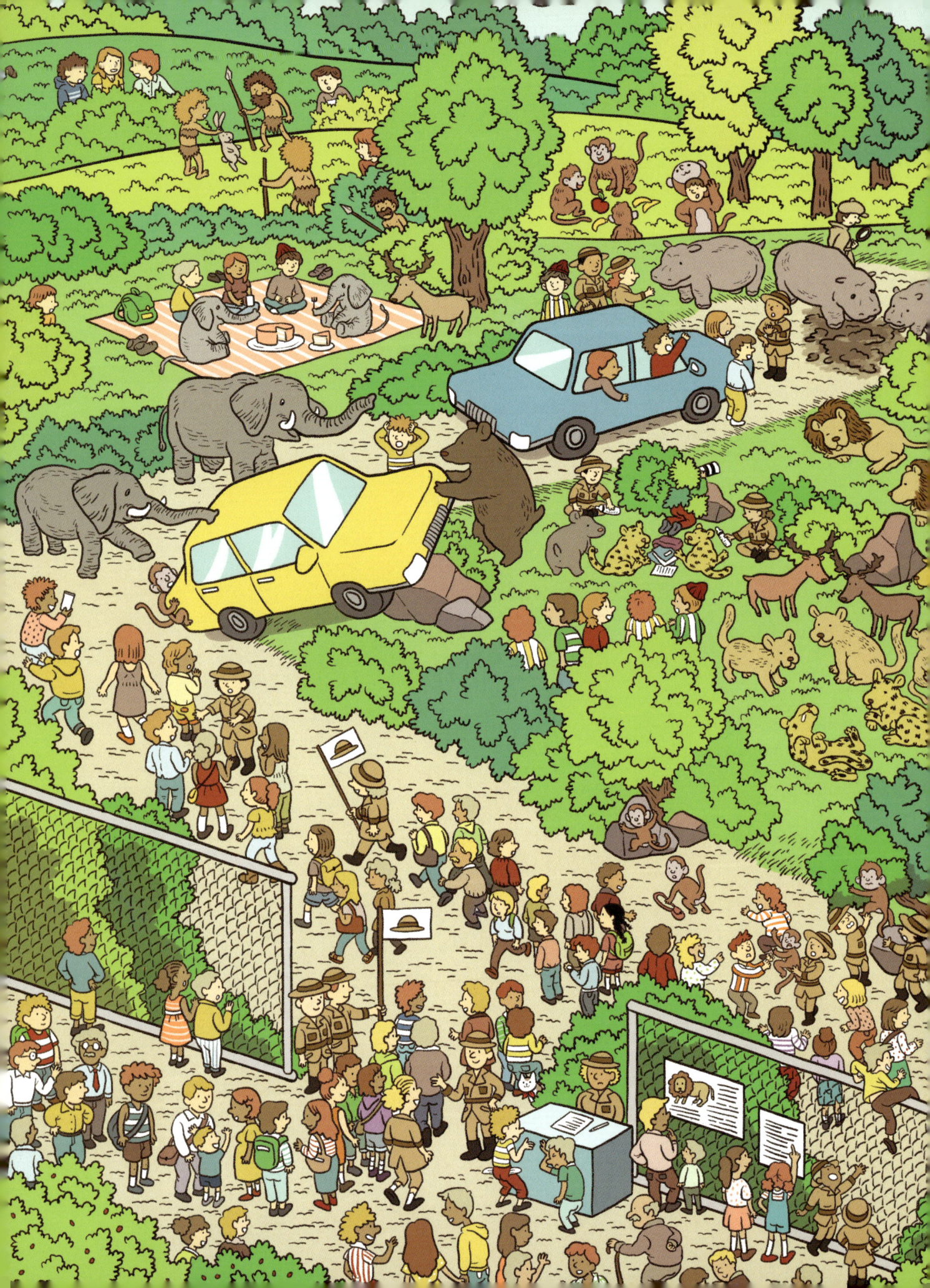

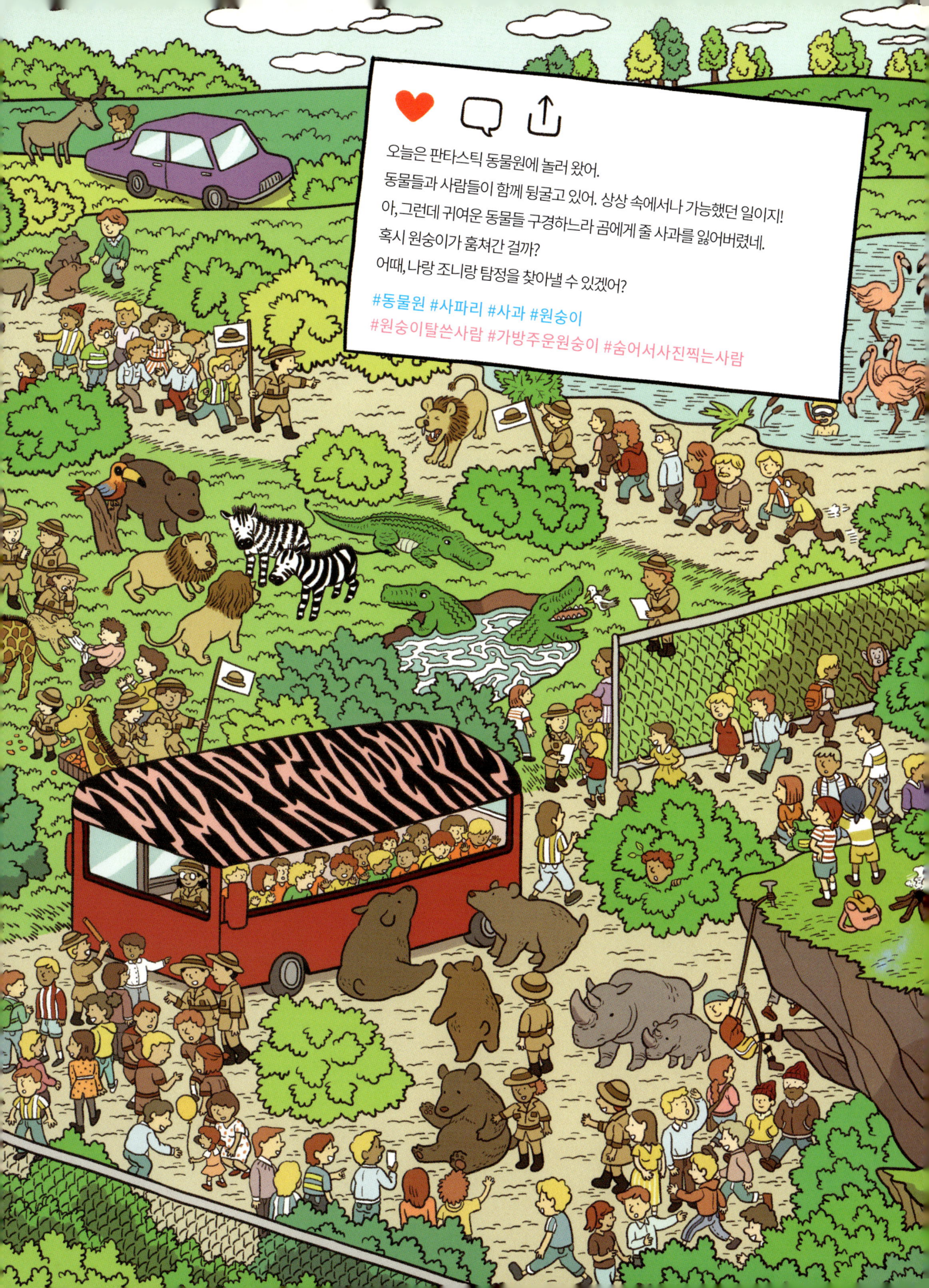

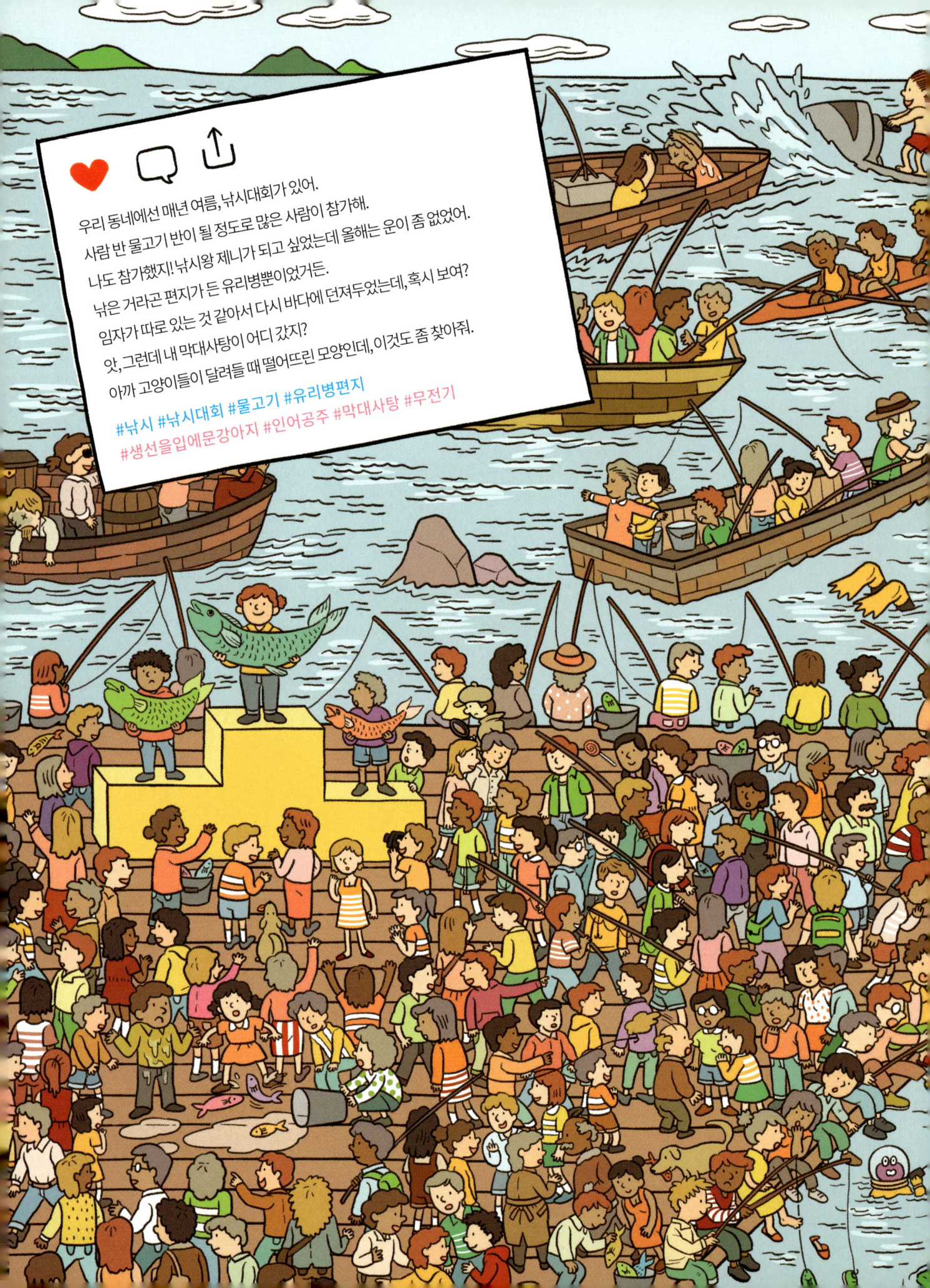

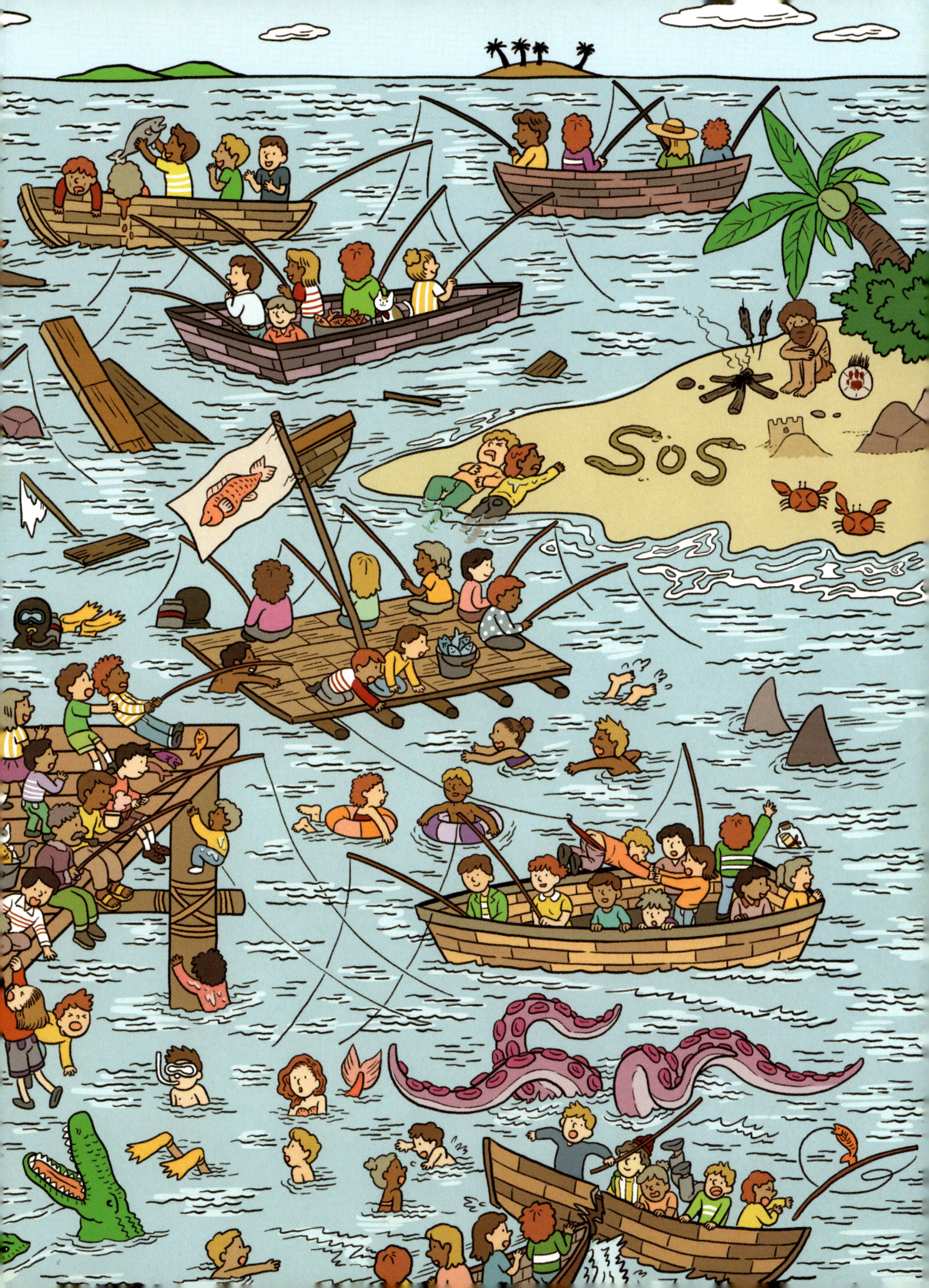

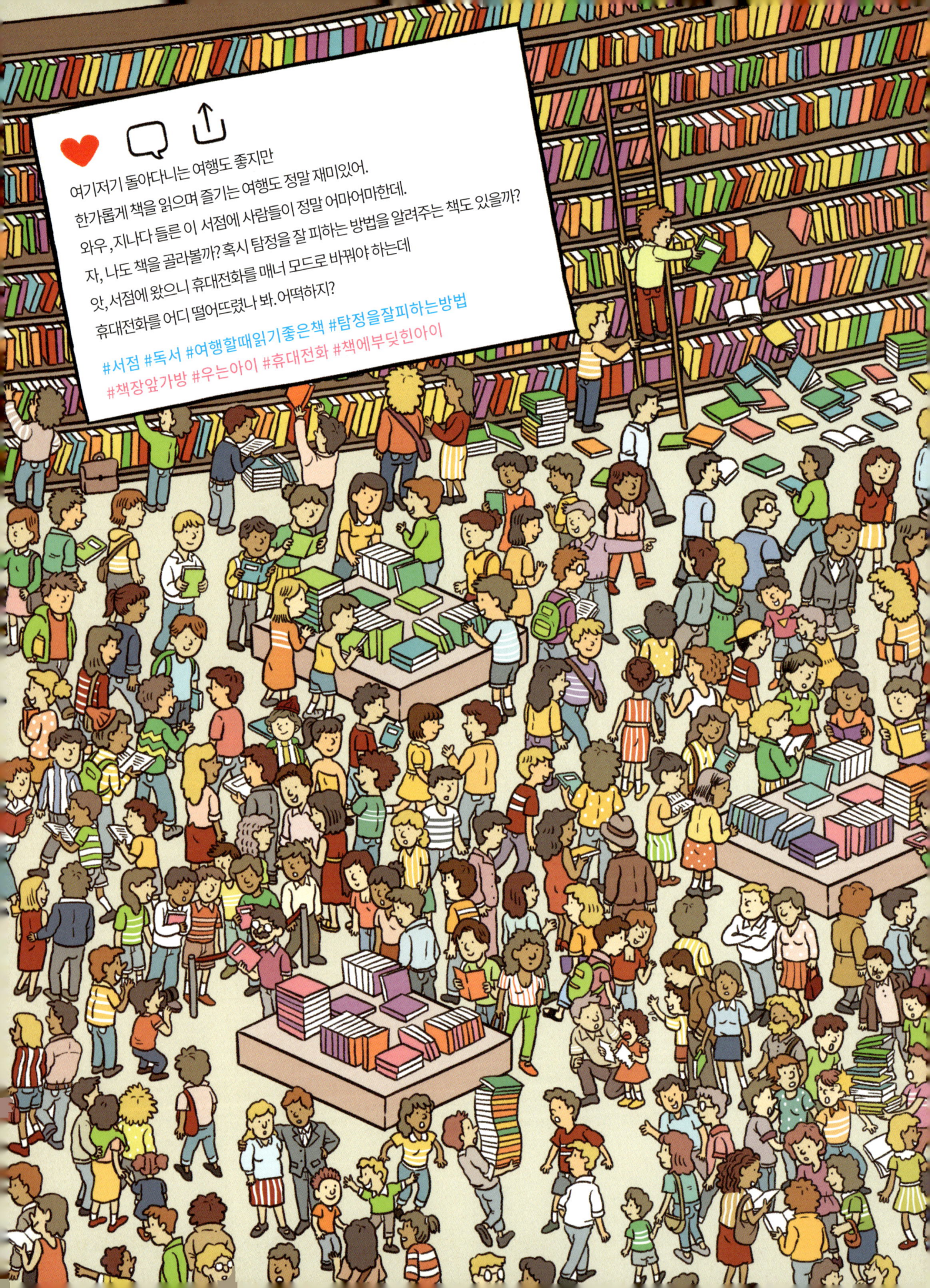

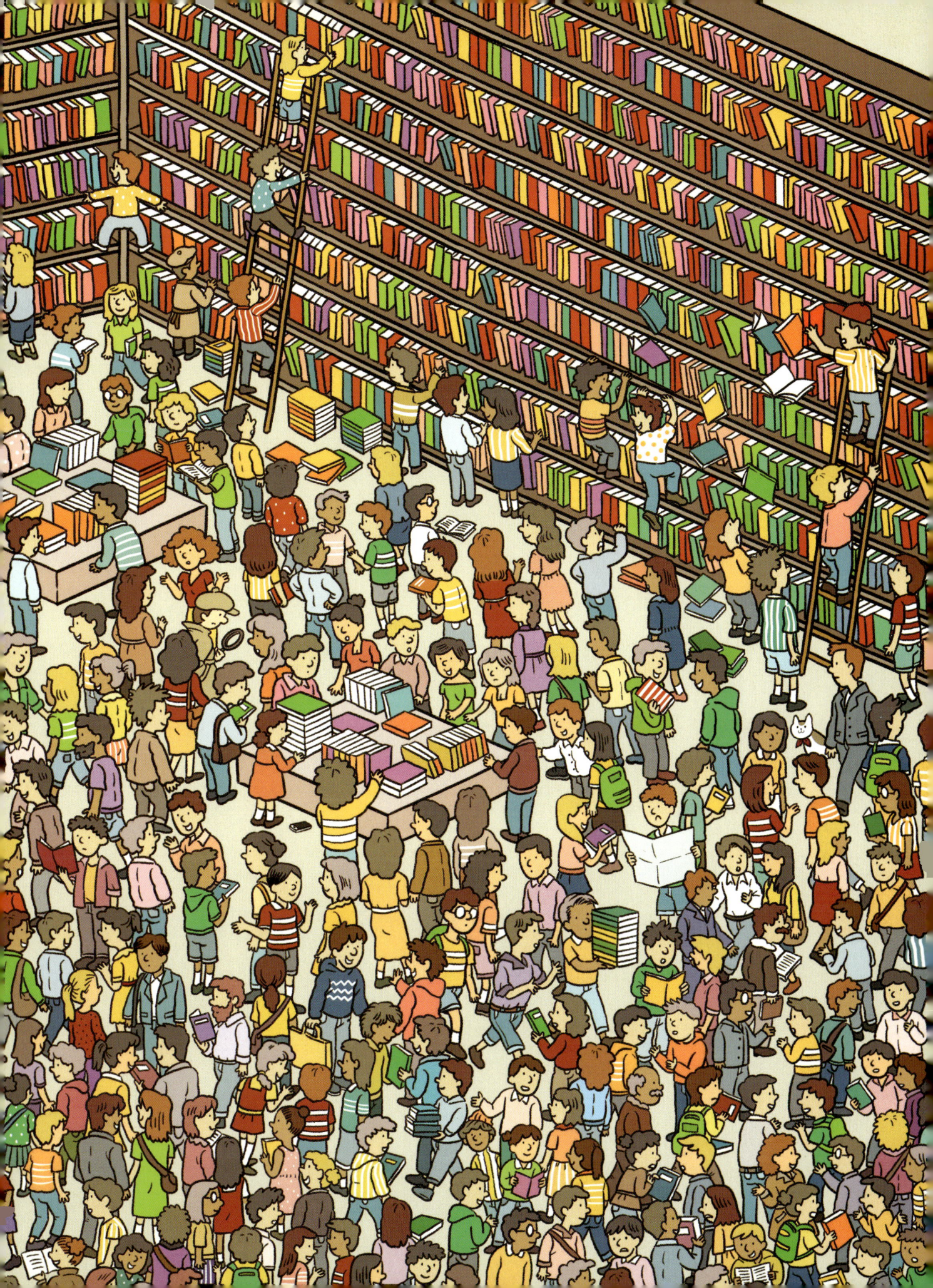

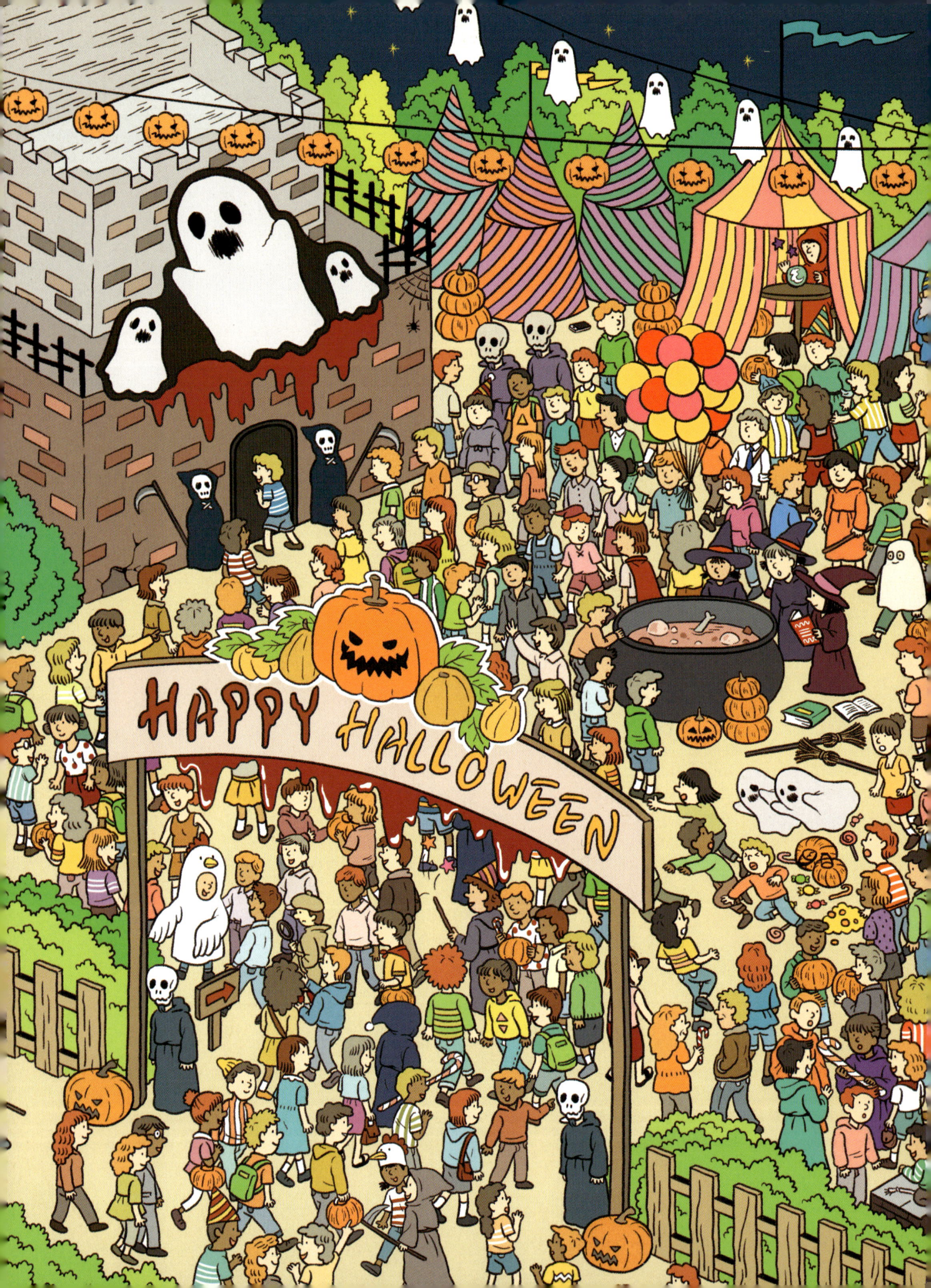

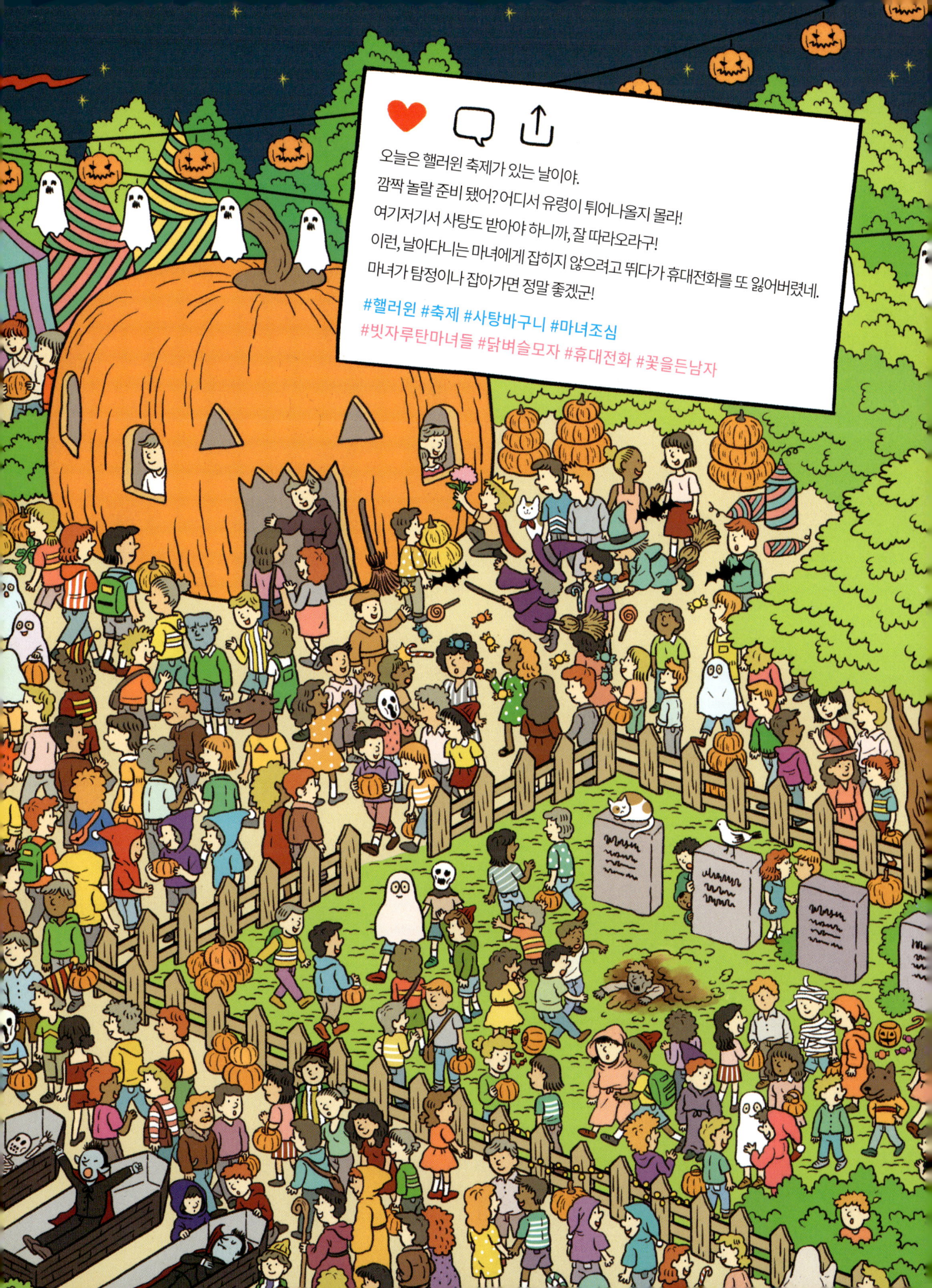

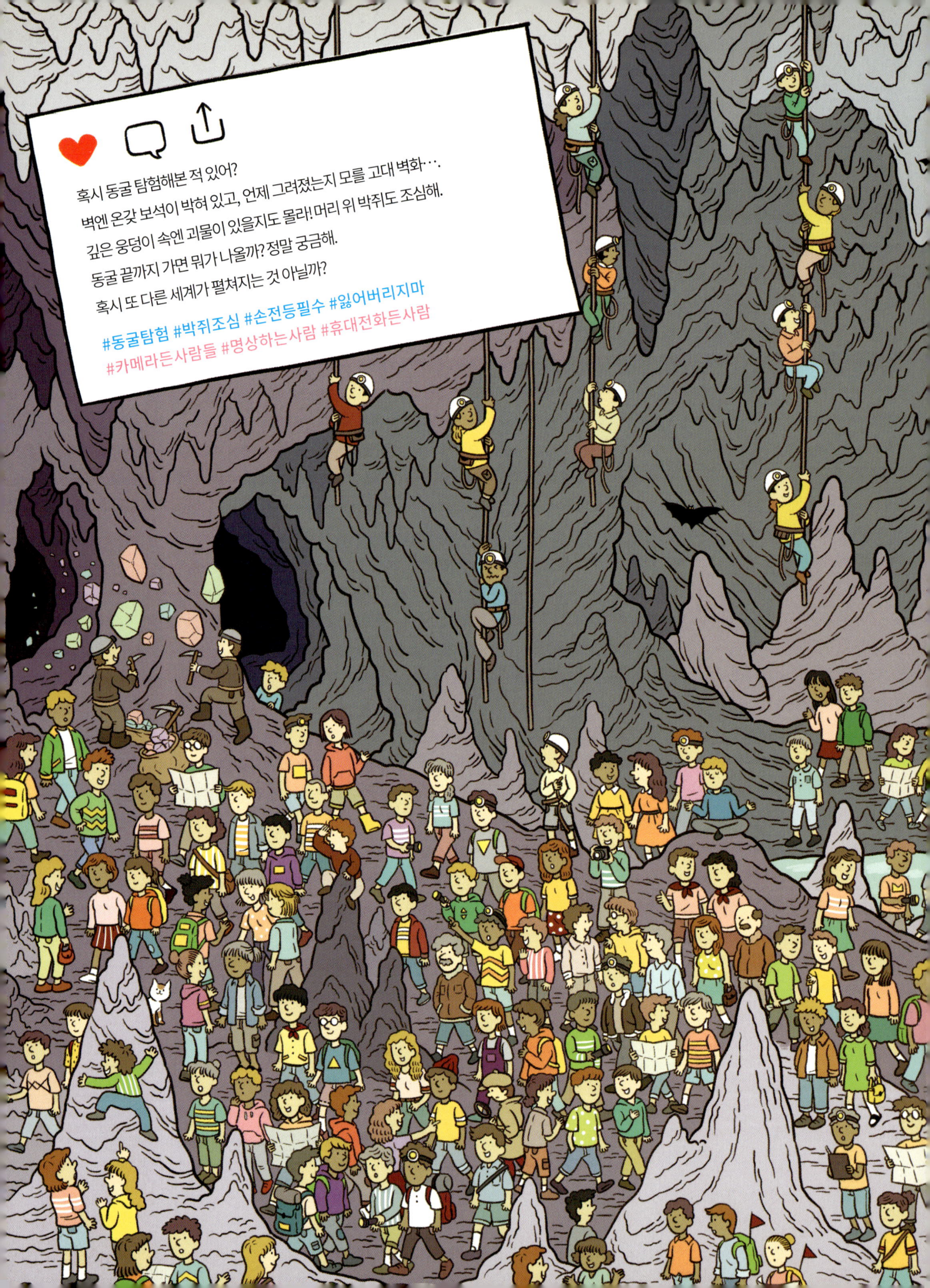

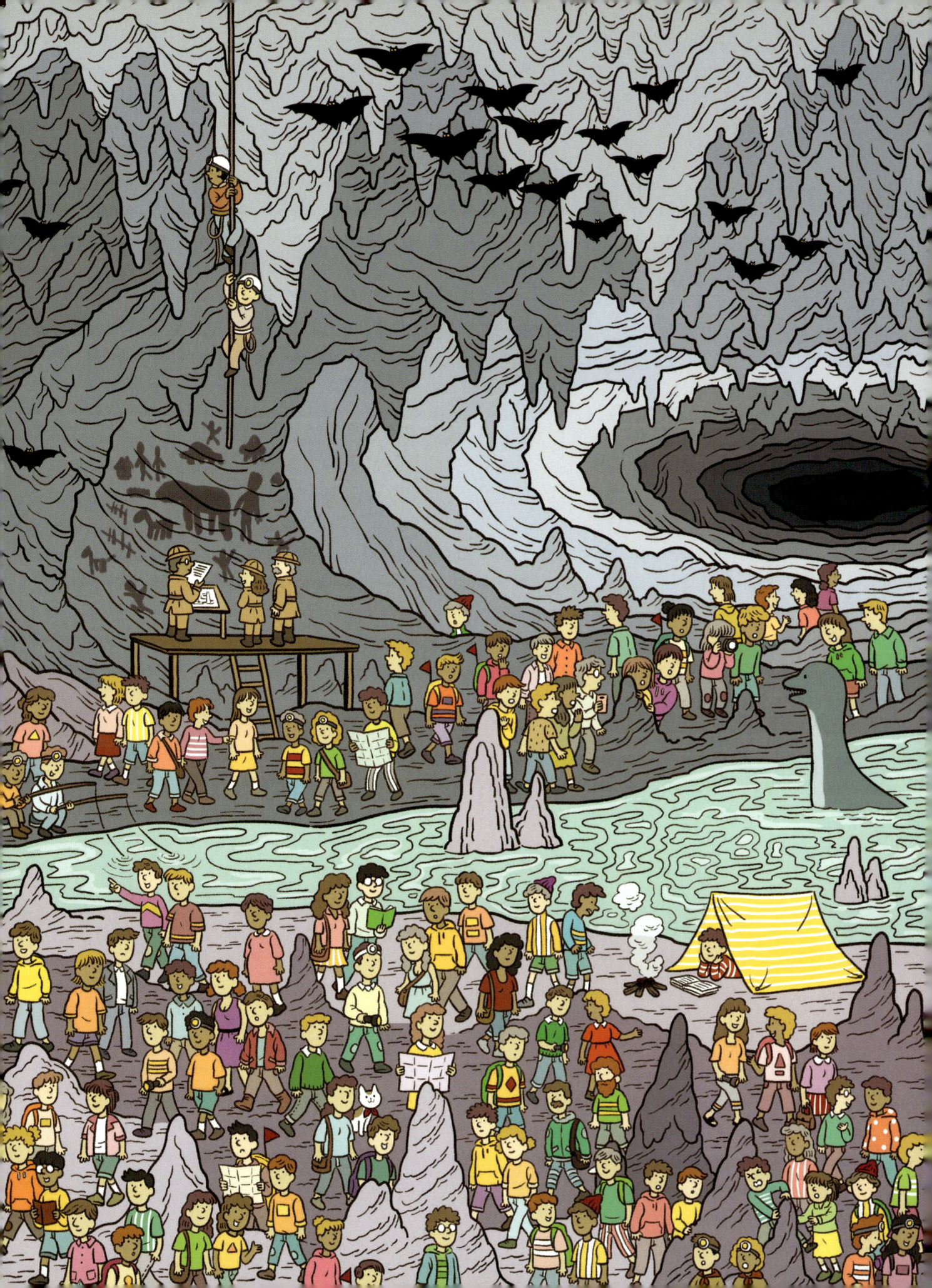

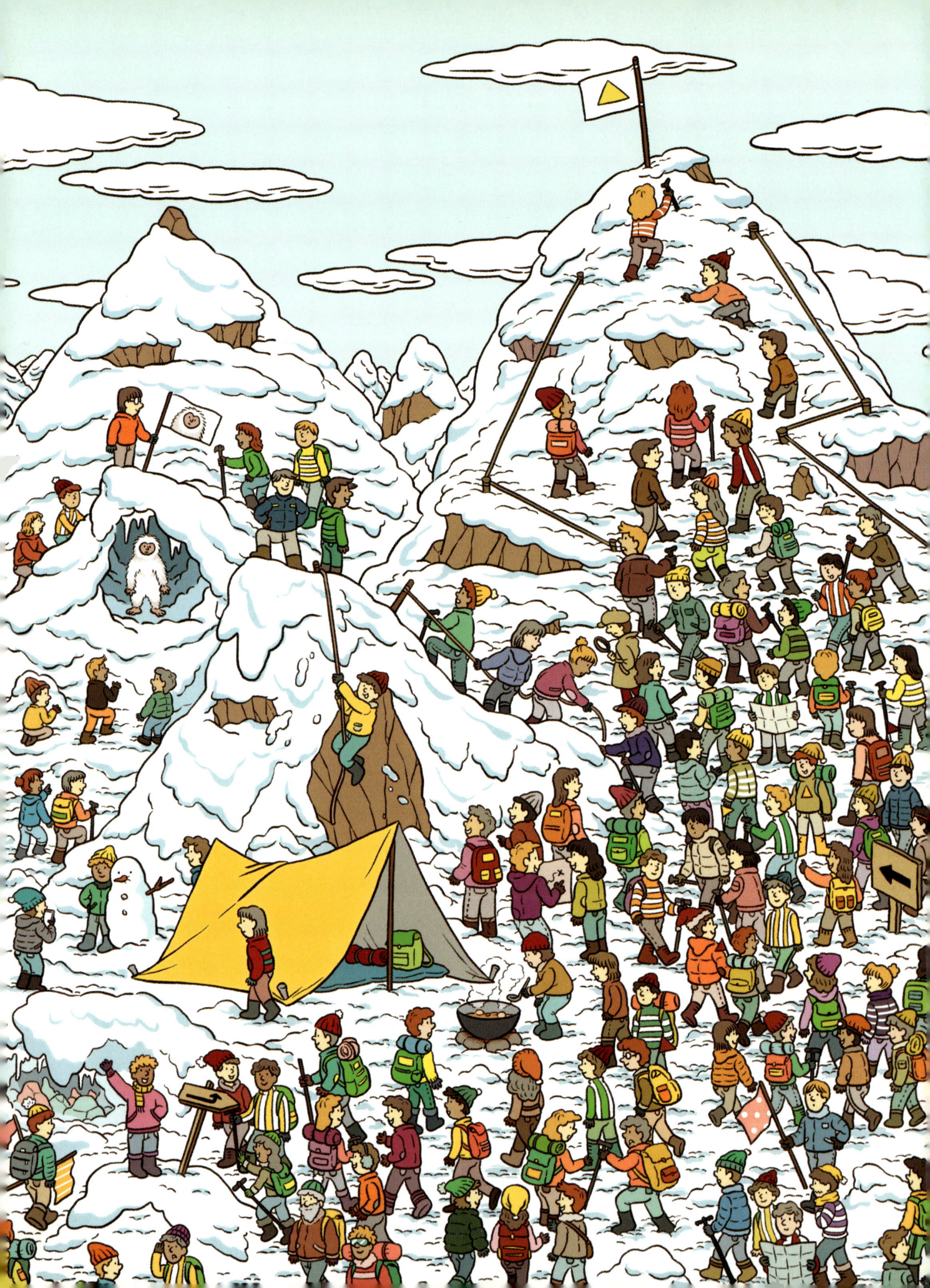

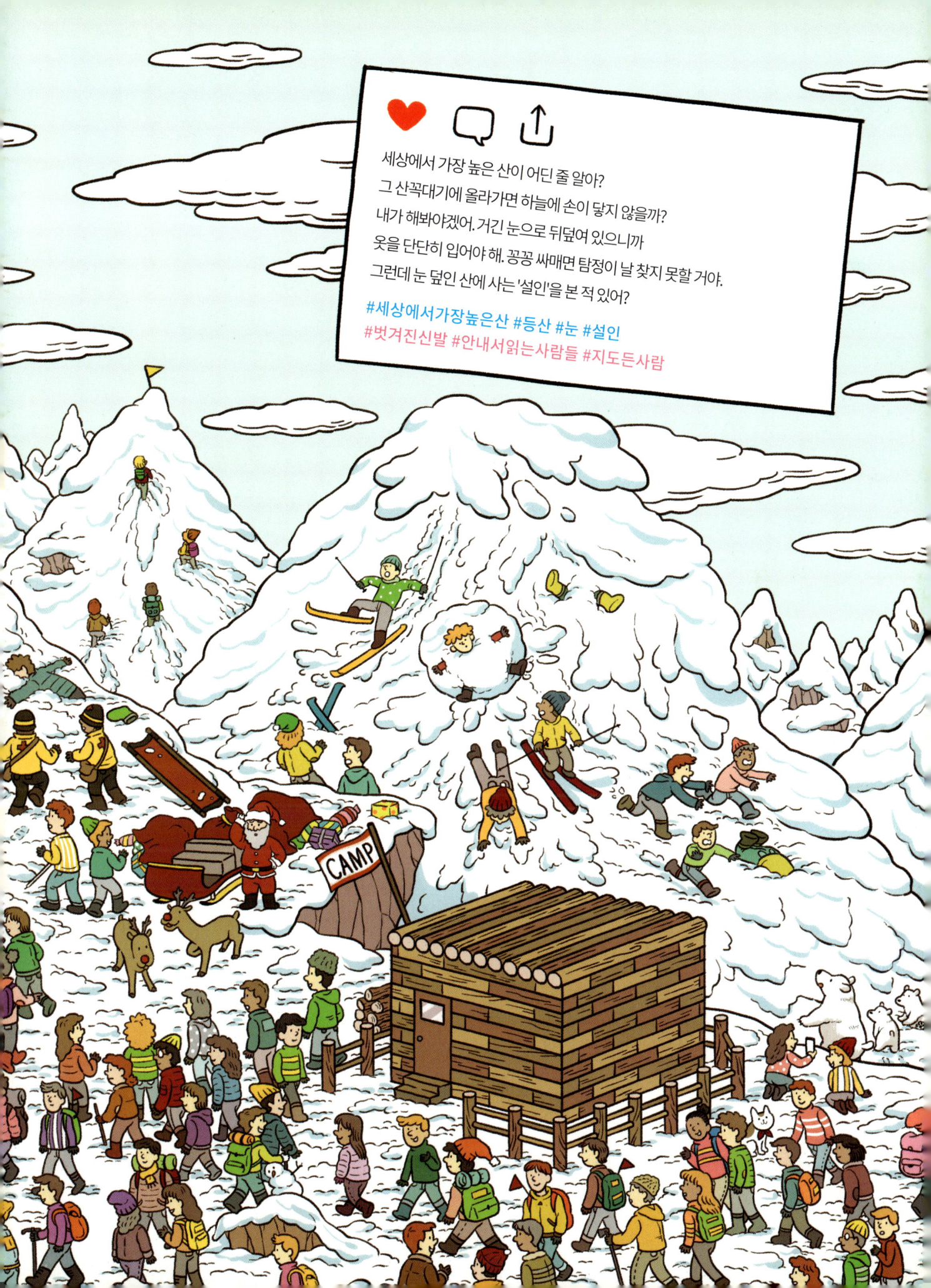

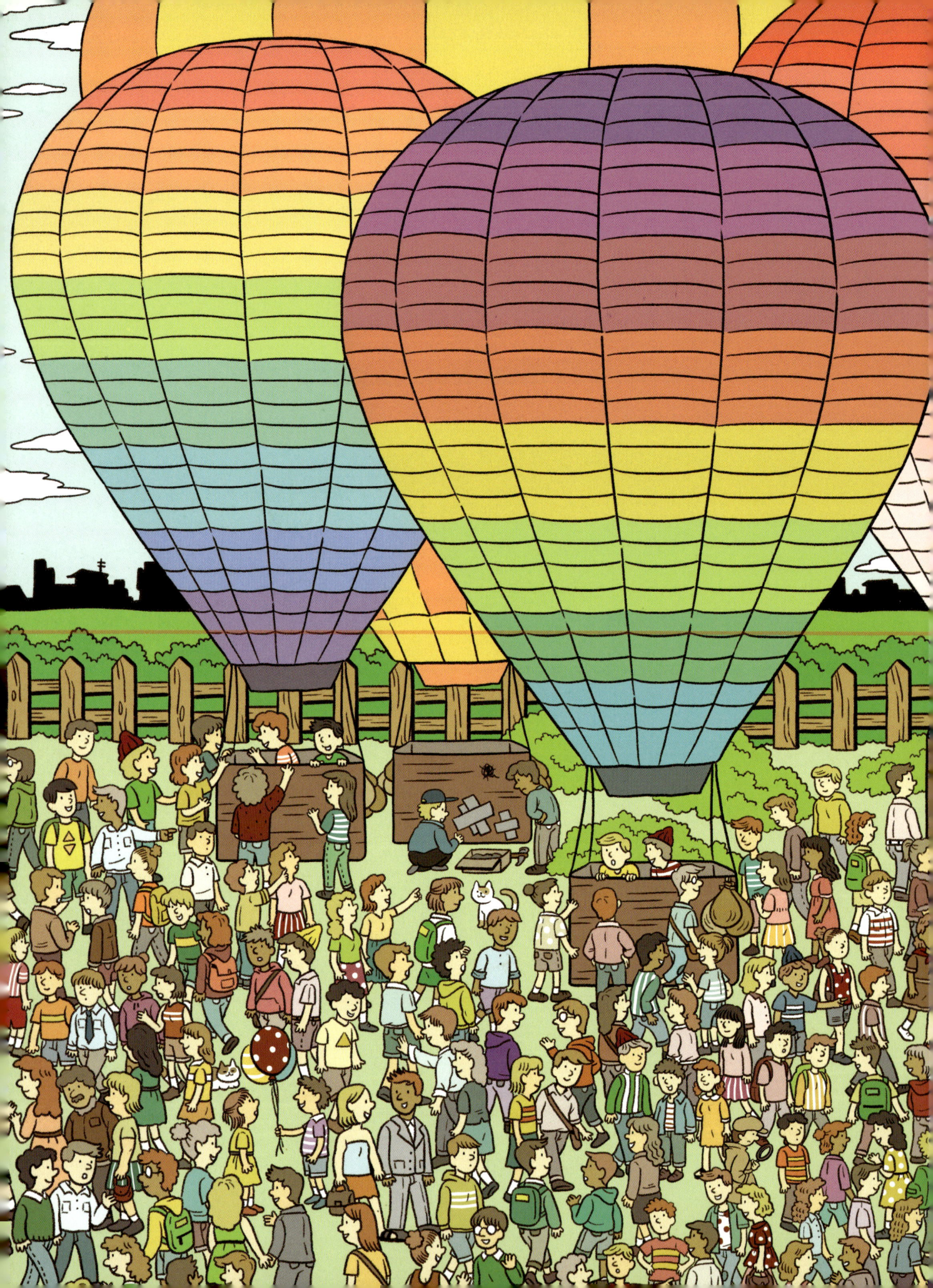

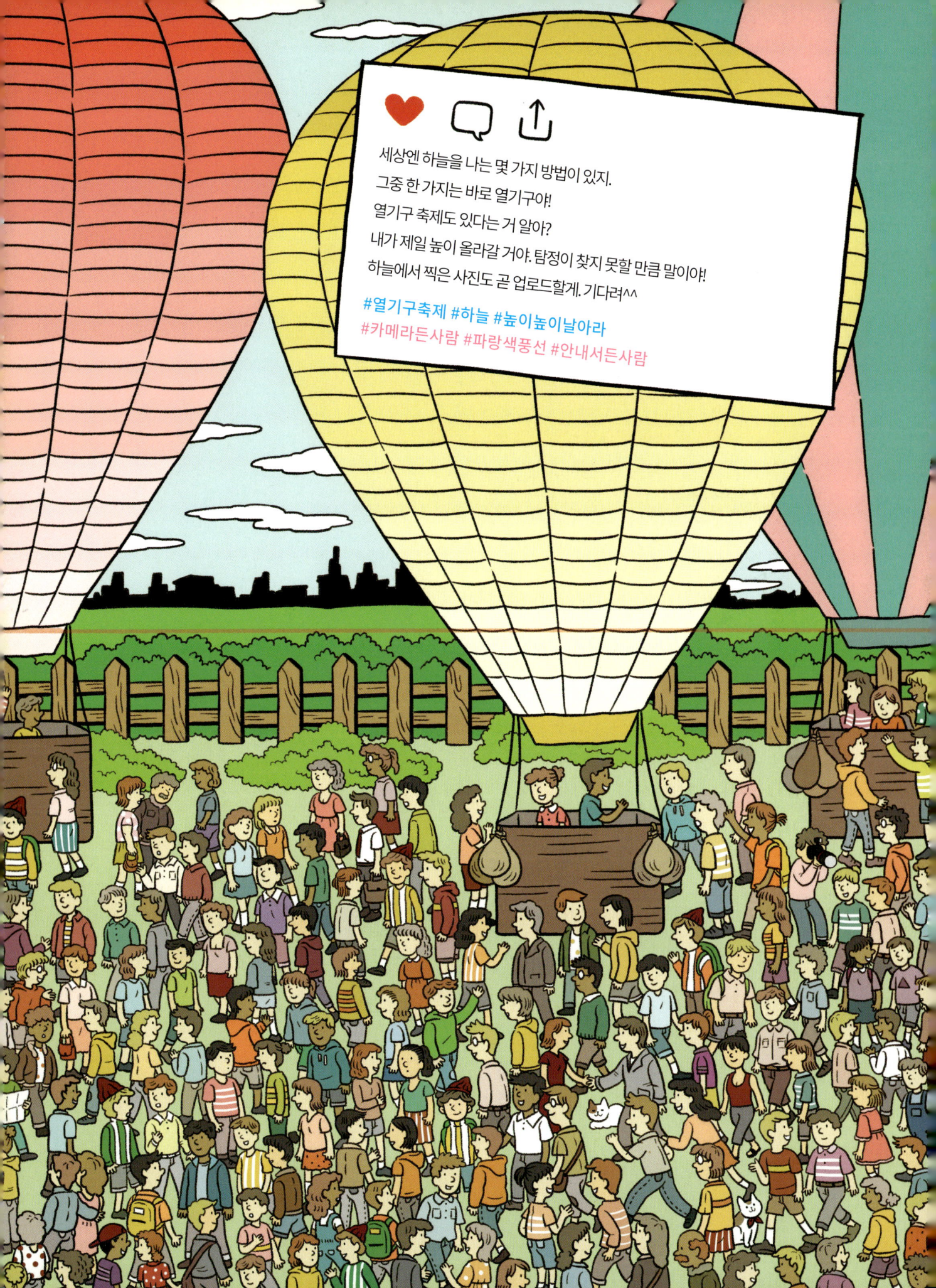

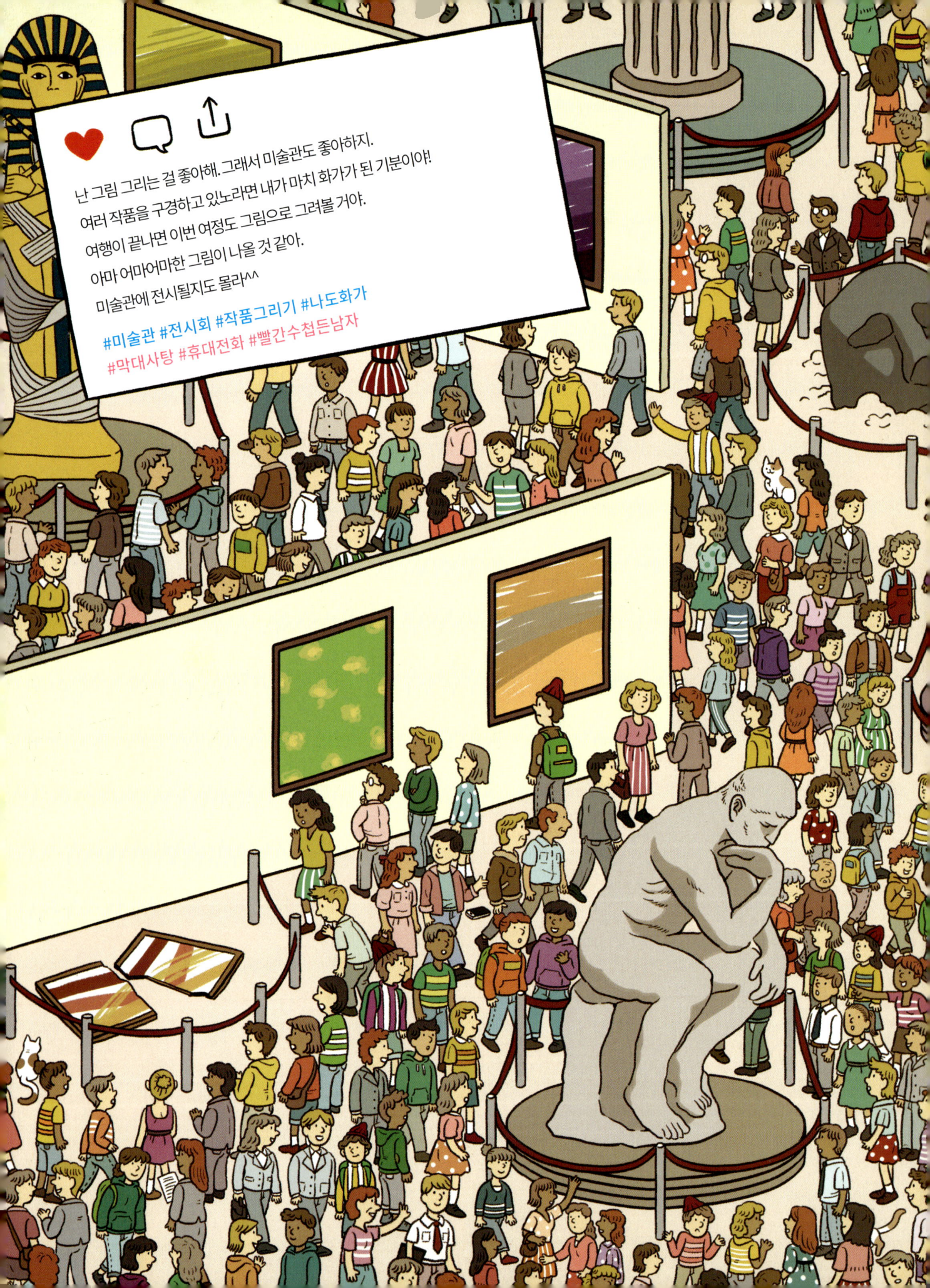

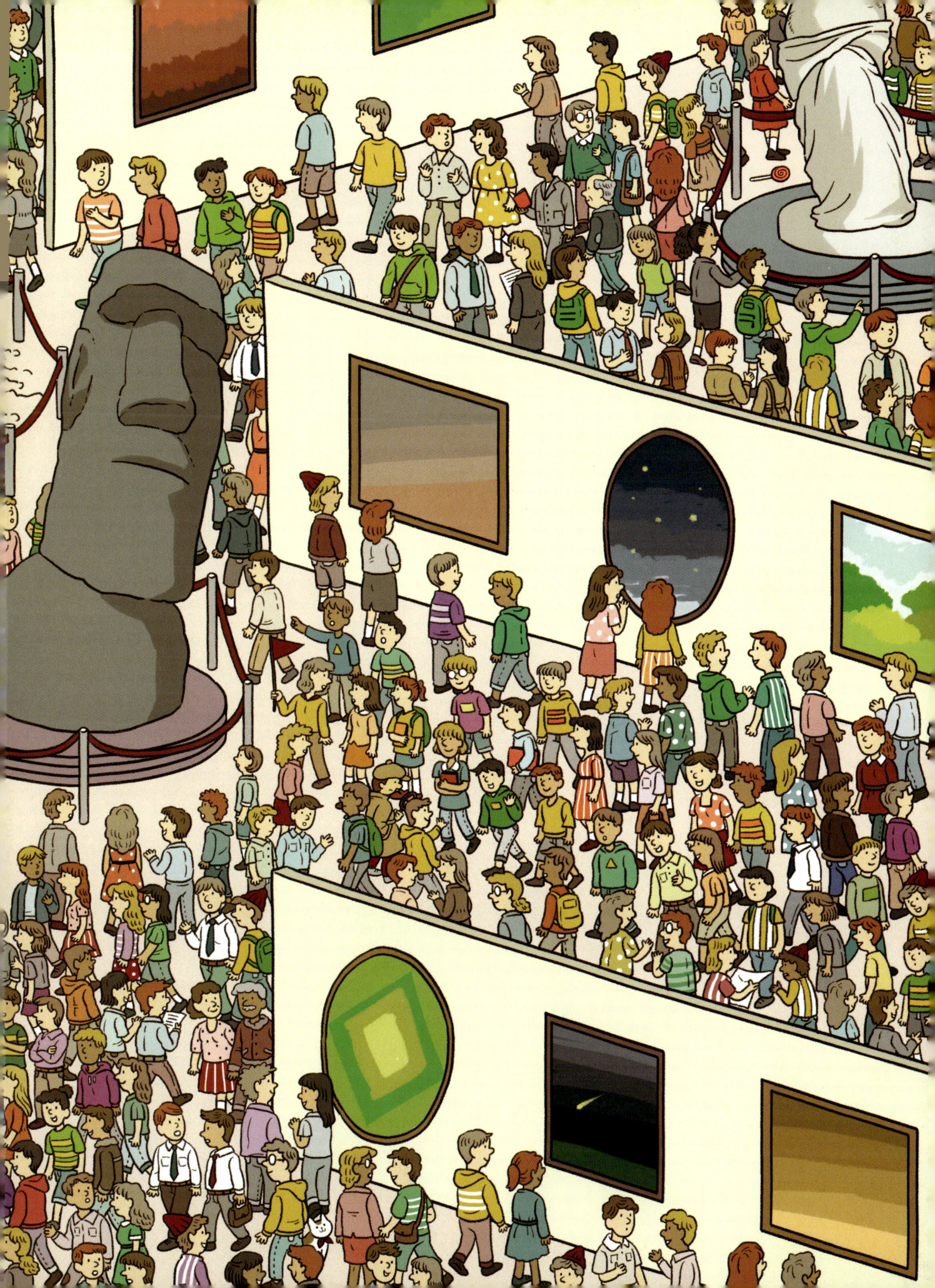

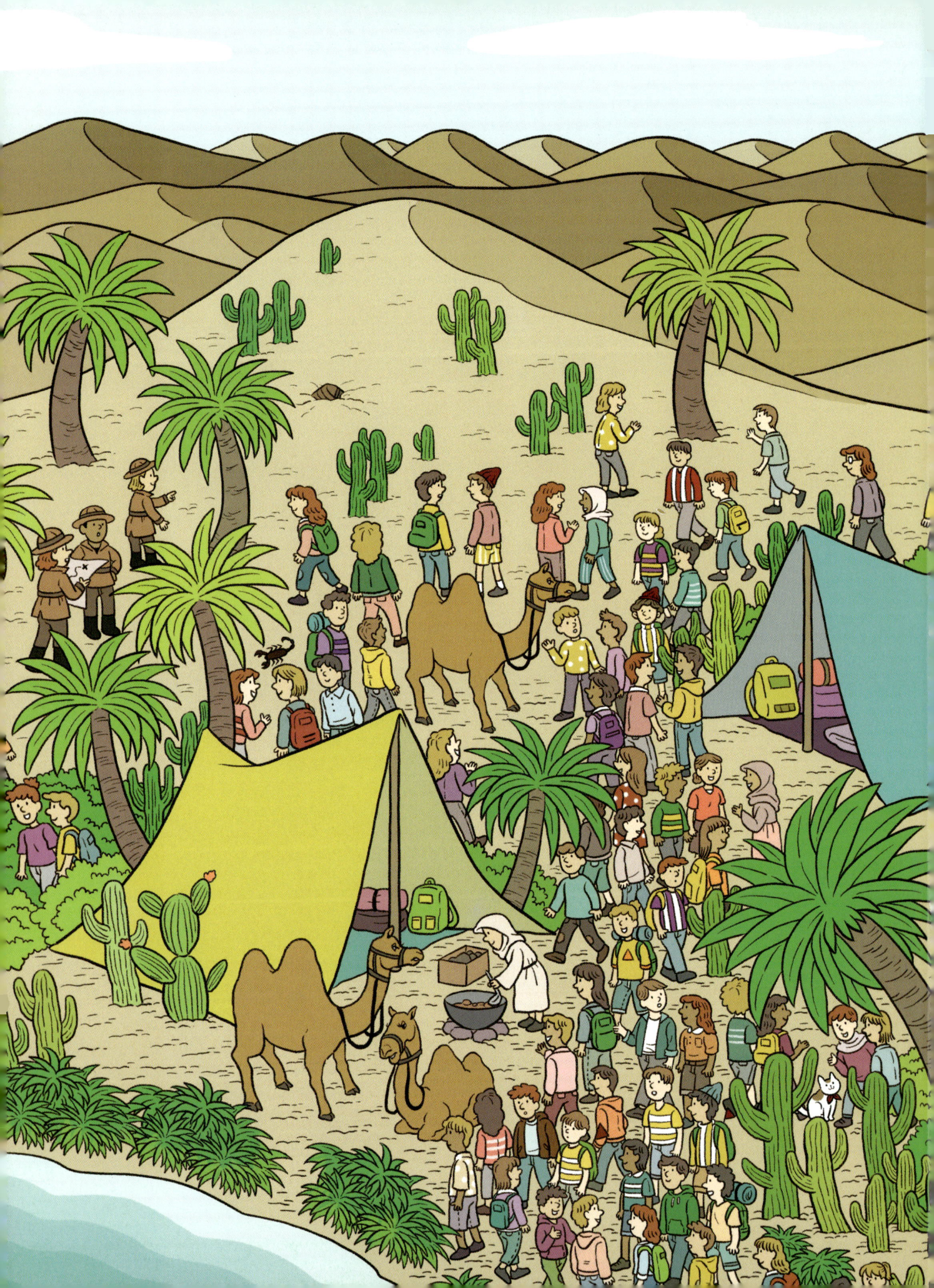

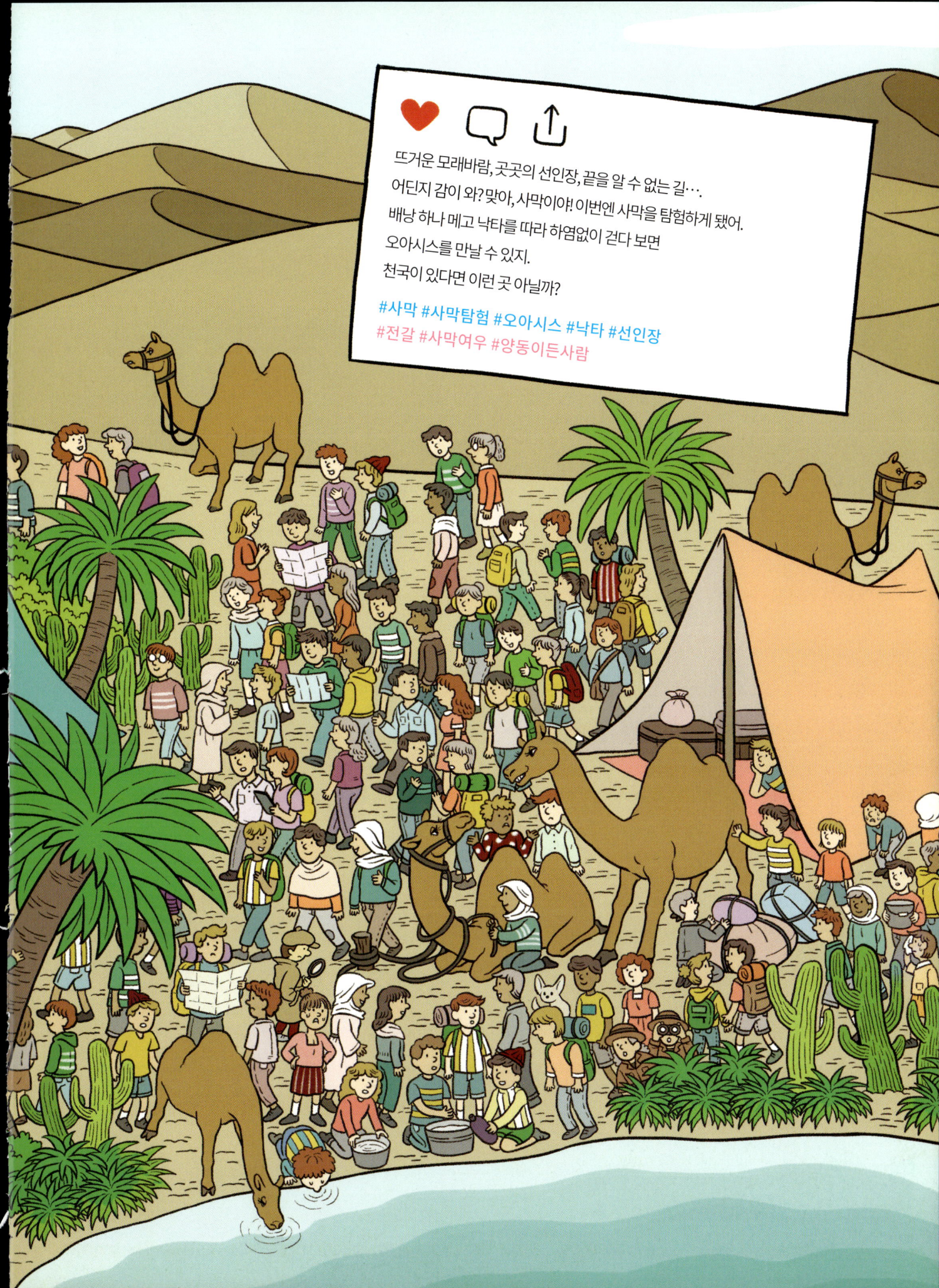

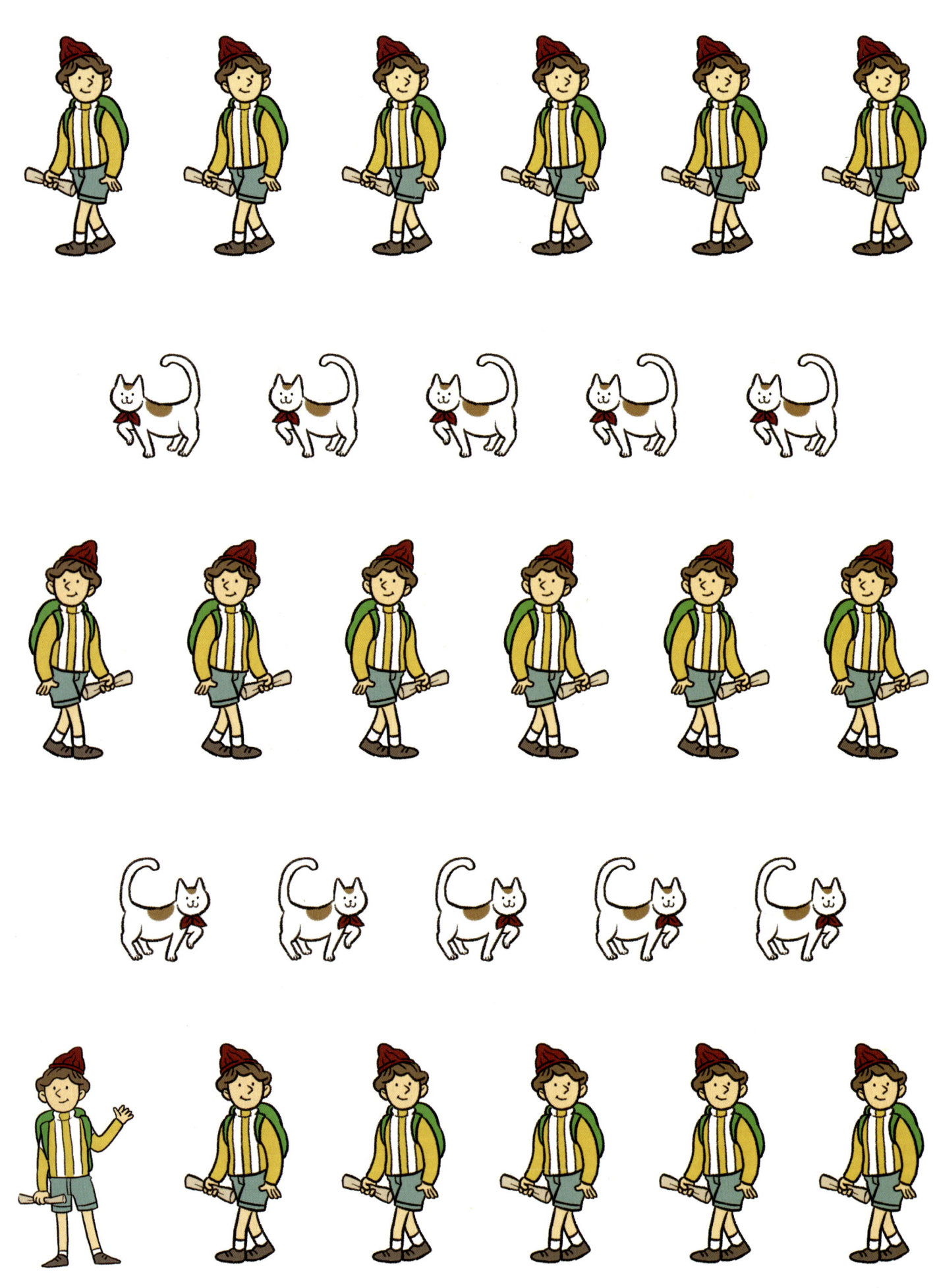

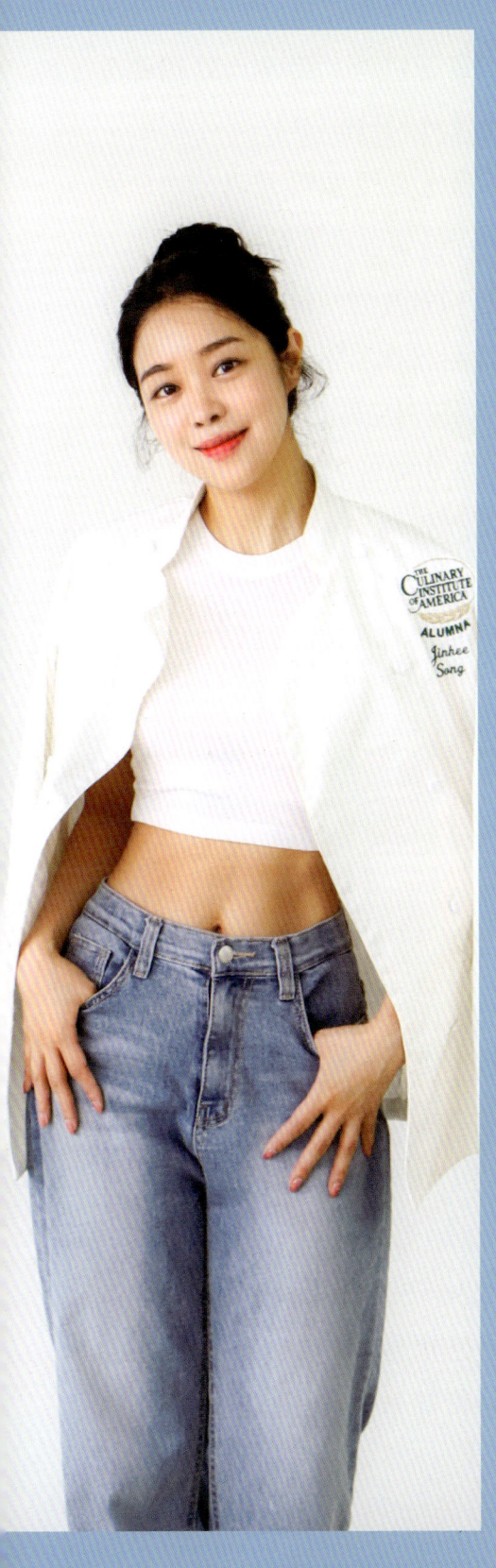

괄사와
함께 하면 더 좋은
여리여리해지는
다이어트 레시피

셰프의
가벼운 레스토랑

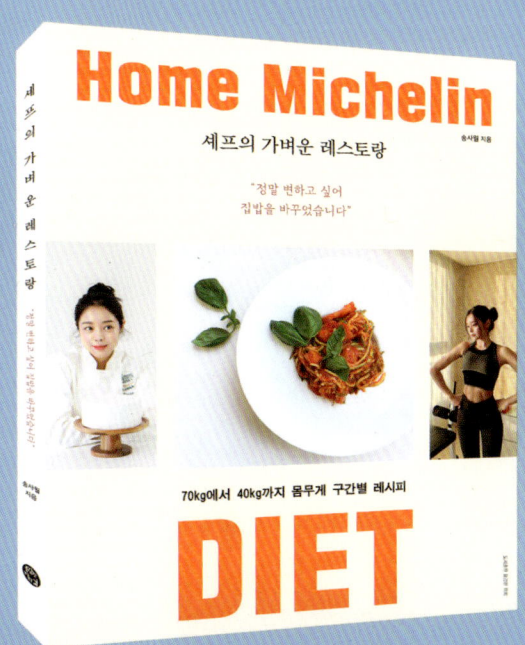

세계 3대 요리 학교 CIA 출신 저자의 몸무게별 맛있는 집밥 이야기

02 팔 교차해 상체 숙이기

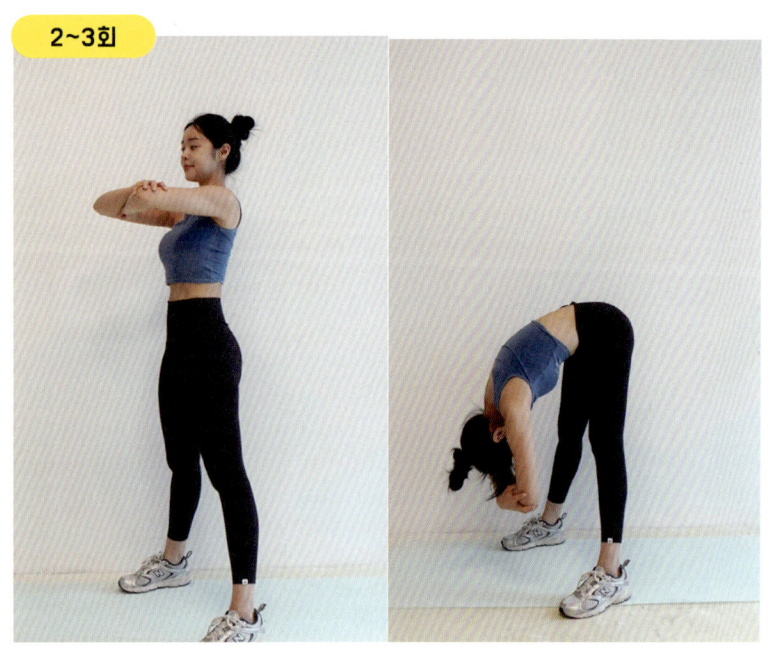

2~3회

❶ 양발을 골반 너비로 벌리고 바르게 선 자세에서 시작합니다.

❷ 양팔을 앞으로 들어 올려 양손으로 각각 반대쪽 팔꿈치를 잡습니다.

❸ 숨을 내쉬며 상체를 천천히 숙이면서 팔의 무게가 자연스럽게 어깨를 아래로 잡아당기도록 합니다.

❹ 고개와 어깨의 긴장을 툭 풀고 팔에 힘을 완전히 빼 10~15초간 정지하고 숨을 들이마시며 상체를 천천히 일으켜 2~3회 반복합니다.

03 벽 짚고 팔 늘이기

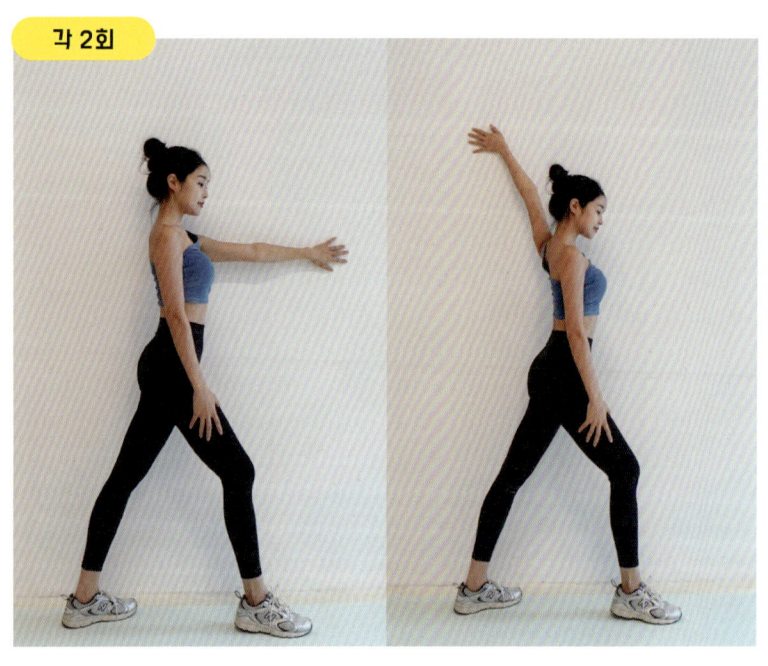

각 2회

❶ 벽 옆에 서서 발은 골반 너비로 벌리고 한쪽 다리를 한 발 앞으로 내디딥니다.

❷ 한쪽 팔을 뻗어 손바닥을 벽에 댑니다(손끝이 뒤를 향하도록 하거나 살짝 위로 향해도 됩니다).

❸ 숨을 내쉬며 손바닥을 벽에 댄 채 팔을 천천히 돌리며 팔 앞쪽, 겨드랑이, 가슴까지 늘어나는 느낌에 집중합니다.

❹ 15초간 유지한 후, 반대쪽도 동일하게 반복합니다. 좌우 각 2회 반복.

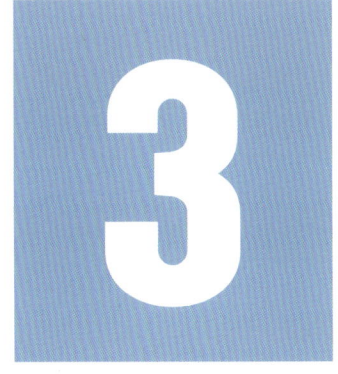

3 마무리 스트레칭

운동과 괄사로 자극받은 팔과 상체 근육을 안정화하는 마무리 루틴입니다.

01 팔 늘이기 스트레칭

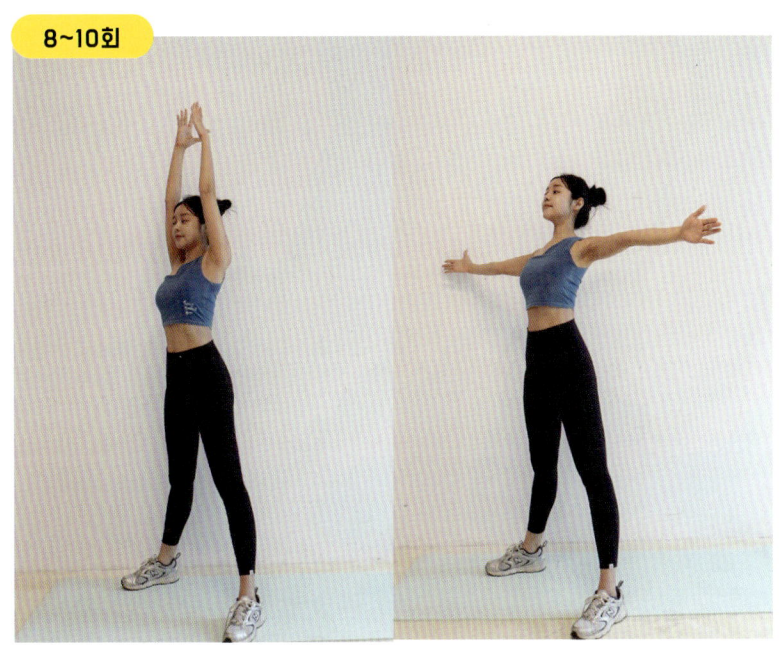

8~10회

❶ 양발을 어깨너비로 벌리고 바르게 섭니다.
❷ 양팔을 앞으로 뻗은 후, 숨을 들이마시며 팔을 천장을 향해 길게 들어 올립니다(팔뚝과 손끝까지 의식하며 기지개를 켜듯 쭉 늘여주세요).
❸ 숨을 내쉬며 팔을 천천히 양옆으로 내리면서 어깨와 팔의 힘을 툭하고 완전히 풀어줍니다.
❹ 8~10회 반복, 매회 호흡과 함께 천천히 진행합니다.

팔 뒤쪽(삼두) 근막 이완 및 림프 흐름 촉진   팔뚝 부위 부종 완화   어깨 관절의 긴장 해소 및 라인 정돈

팔뚝 림프 스트레치

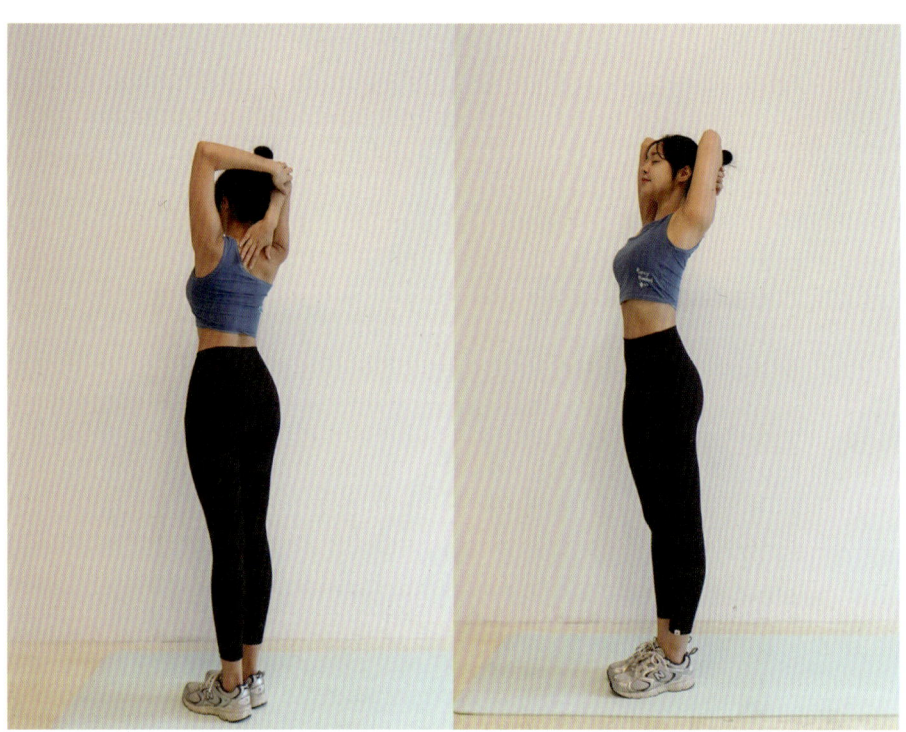

❶ 양발을 모아 바르게 섭니다.

❷ 양팔을 머리 위로 올린 후, 왼손으로 오른쪽 팔꿈치를 감싸 잡습니다.

❸ 숨을 내쉬며 오른팔을 머리 뒤로 부드럽게 당기면서 팔 뒤쪽 근육이 서서히 늘어나는 느낌에 집중합니다.

❹ 10~15초간 유지한 다음 반대 팔도 같은 방식으로 반복합니다.

❺ 좌우 각 2회 반복, 총 30~40초 진행합니다.

point
- 팔꿈치를 세게 당기지 말고 자연스럽고 깊은 이완에 집중하세요.
- 팔뚝 뒤쪽과 겨드랑이 주변 림프 흐름을 따라 천천히 풀어주는 것이 핵심입니다.
- 운동 루틴을 마무리할 때나 팔이 붓고 무거운 날 해주세요.

괄사 후 팔과 상체의 림프 순환을 빠르게 돕는 팔뚝 집중 루틴입니다.

소요 시간 5분 / 난이도 중

팔뚝 전면과 후면 근육의 긴장 완화   겨드랑이 및 팔 안쪽 림프 순환 자극   굳어 있는 팔꿈치 관절 주변 이완

팔 스위치 스윙

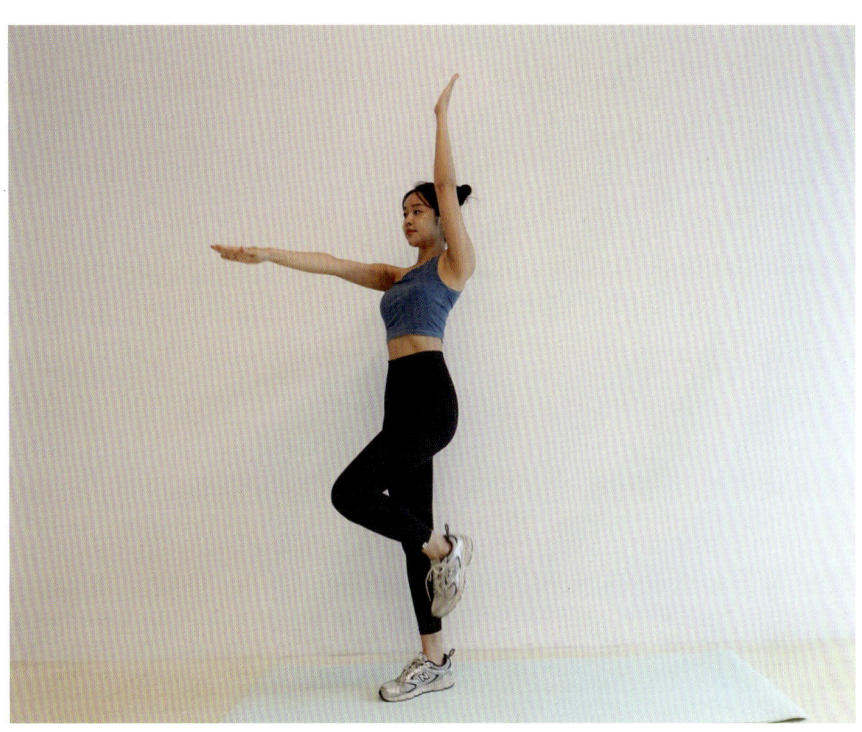

❶ 양발을 편하게 모으고 선 상태에서 양팔을 앞으로 뻗습니다.
❷ 한쪽 팔은 위로, 반대쪽 팔은 아래로 벌린 후 양팔을 서로 교차해 스윙합니다.
❸ 리듬감 있게 호흡하며 30초간 반복합니다.

point
- 팔을 세게 휘두르기보다 팔꿈치부터 손끝까지 부드럽게 풀어주는 것이 핵심입니다.
- 특히 겨드랑이와 팔 안쪽 림프 흐름을 자극해 팔뚝 체지방이 가볍게 풀리는 듯한 느낌을 받을 수 있어요.
- 1분 이상 반복하면 팔 전체가 따뜻해지고 혈류 자극 효과가 더 커집니다.

다이어트 부스터 booster

살이 쭉쭉 빠지는 순환 유산소 루틴 ❷
상체 순환 점프 루틴

`팔뚝 앞뒤 회전근 자극` `림프 흐름 개선 & 팔 라인 정돈` `상체 회전 유도 & 뱃살, 겨드랑이 주변 순환`

팔뚝 트위스트 펀치

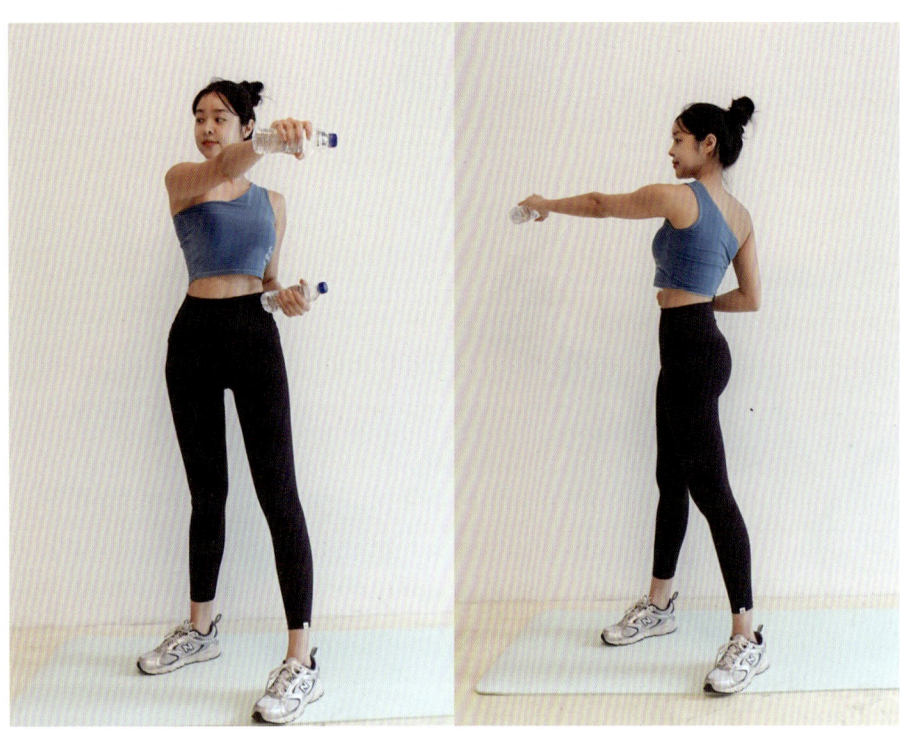

❶ 양발을 골반 너비로 벌리고 선 자세에서 양손에 가벼운 물병을 듭니다.
❷ 양손을 가슴 앞에 가볍게 모은 후, 숨을 내쉬며 한쪽 팔을 앞으로 권투하듯 뻗으면서 손등이 위를 향하도록 팔뚝을 회전시킵니다.
❸ 숨을 들이마시며 팔을 천천히 원위치로 되돌리고, 반대쪽 팔도 같은 방식으로 반복합니다.
❹ 좌우 번갈아가며 리드미컬하게 15~20회 반복하고 2세트 진행합니다.

point
· 펀치할 때 팔꿈치를 완전히 펴기보다 팔뚝 회전에 집중하세요.
· 손등을 위로 향하며 비트는 동작이 팔 앞뒤 근막과 림프 흐름을 자극합니다.
· 팔 끝까지 에너지를 보내듯 힘있게 밀어주는 게 중요해요.

정체된 팔뚝 체지방과 부종 순환 자극   팔 관절의 유연성과 움직임 회복   상체 앞쪽 근육 개방

암 프레스 + 팔 스트레치

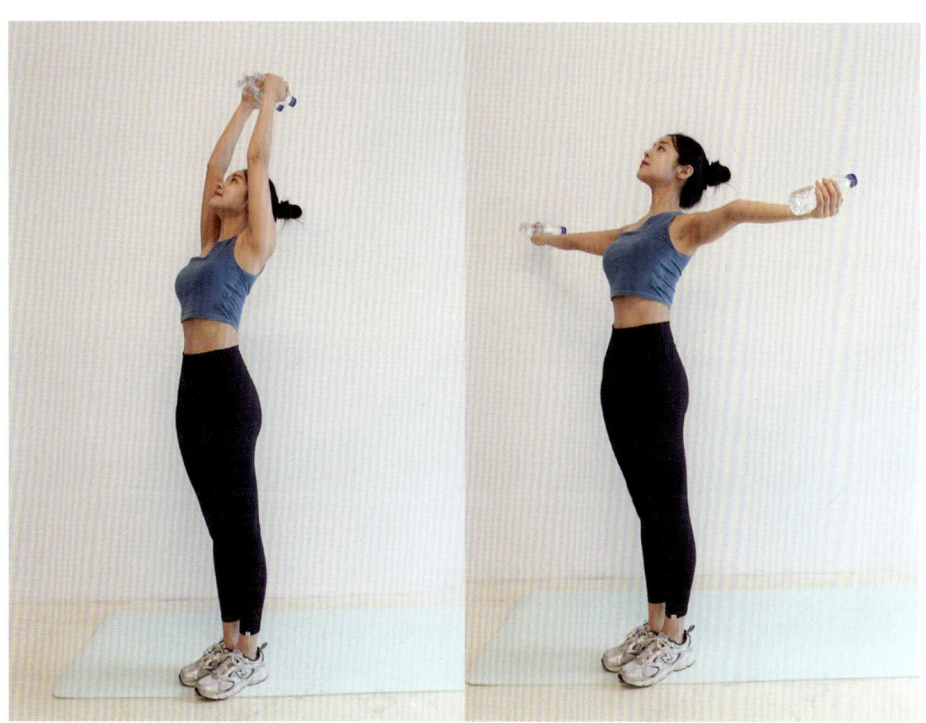

❶ 양발을 모으고 바르게 서서, 양손에 가벼운 물병을 듭니다.

❷ 팔을 머리 위로 곧게 뻗은 후, 손을 모아 물병을 붙여 시작합니다.

❸ 숨을 내쉬며 팔꿈치를 접어 물병을 머리 뒤로 내리면서 팔뚝에 자극을 줍니다.

❹ 숨을 들이마시며 팔을 위로 펴 올려 천장 쪽으로 길게 늘여줍니다.

❺ 이어서 팔을 양옆으로 활짝 벌려 가슴을 열어줍니다.

❻ 이 동작을 자연스럽게 연결하며 15회 반복, 2세트 진행합니다.

point
- 팔뚝의 흐름이 막혀 있다면, 첫 세트만으로도 원활하게 순환되는 느낌을 받을 수 있어요.
- 무거운 무게보다 정확한 리듬과 각도가 더 중요합니다.
- 평소 팔을 잘 안 쓰는 분이라면 이 동작 하나로도 상완근, 팔꿈치 주변까지 정리됩니다.

팔과 상체 림프 순환을 촉진하고, 대사량을 끌어올리는 워밍업 루틴입니다.

소요 시간 5~7분 / 난이도 중

`팔뚝 라인 정돈` `상체 유연성 향상` `림프 순환 자극` `가슴, 어깨 주변의 긴장 완화`

크로스 암 스윙

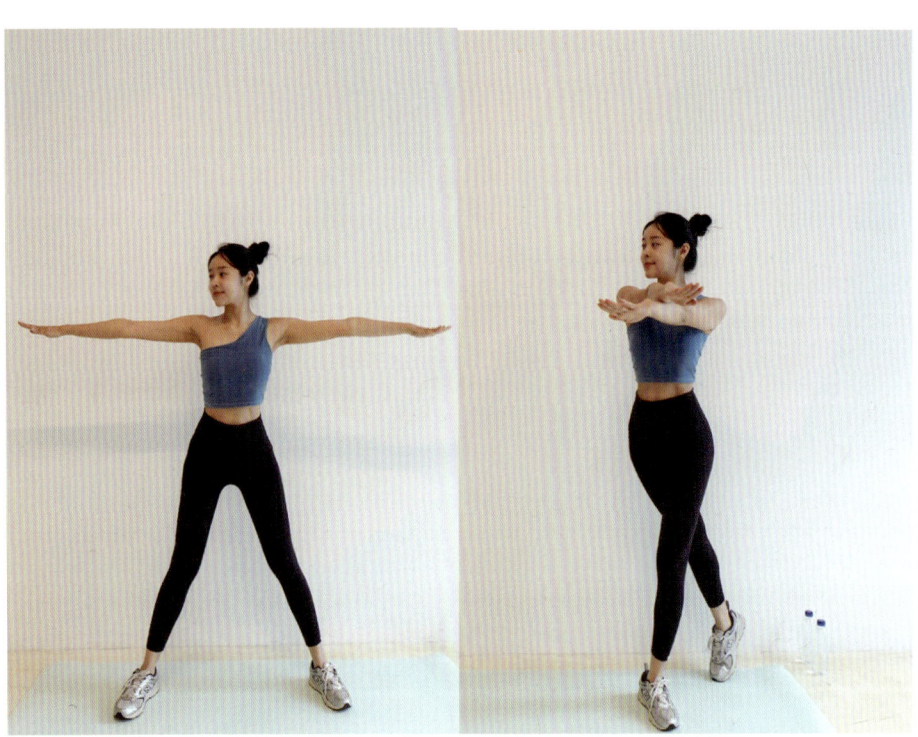

❶ 양발을 어깨너비로 벌리고 곧게 섭니다.

❷ 양팔을 어깨 높이로 들어 양옆으로 뻗습니다.

❸ 숨을 내쉬며 상체를 부드럽게 돌리면서 양팔을 가슴 앞으로 가져와 교차합니다(팔뚝이 겹치며 림프가 몰린 부위를 자연스럽게 압박).

❹ 숨을 들이마시며 팔을 양옆으로 활짝 펴면서 시작 자세로 돌아옵니다.

❺ 좌우로 리듬감 있게 반복하며 15회 진행, 2세트 진행합니다.

point
- 팔꿈치 아래 팔뚝 부분의 비틀림과 이완에 집중하세요.
- 팔을 던지듯 무리하게 움직이기보다 부드럽게 리듬을 타는 것이 중요합니다.
- 어깨와 겨드랑이 림프 흐름을 가볍게 자극하는 데 효과적입니다.

다이어트 부스터

booster

살이 쭉쭉 빠지는 순환 유산소 루틴 ❶
팔뚝 림프 순환 워크

림프 흐름 자극   림프 순환

팔 흔들기 스텝

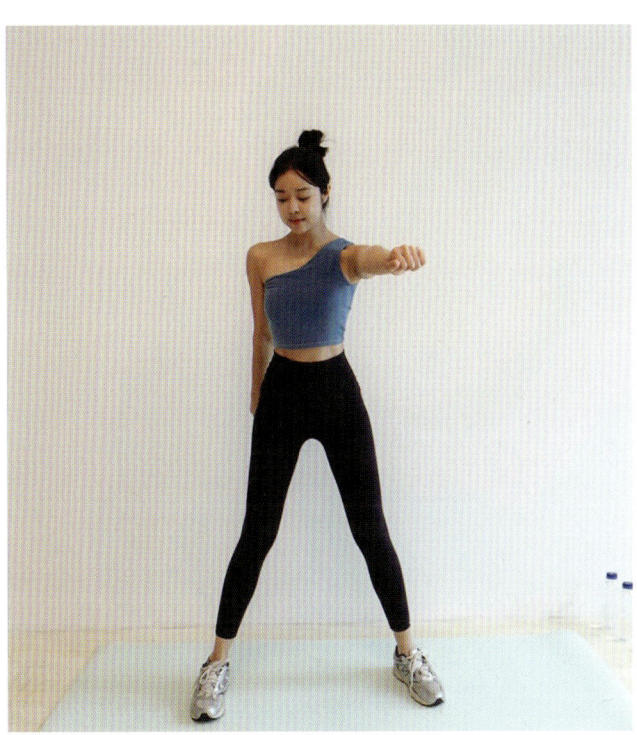

❶ 양발을 모으고 선 상태에서 시작합니다.

❷ 숨을 들이마시며 팔을 앞쪽으로 내밀면서 발을 어깨너비로 가볍게 벌립니다.

❸ 숨을 내쉬며 팔을 뒤로 흔들면서 발을 다시 모아줍니다.

❹ 발을 모았다 벌리는 리듬을 유지하며 반대쪽도 동일하게 진행합니다. 15회 반복, 2세트 진행합니다.

point · 팔을 어깨 관절에서부터 부드럽게 흔들어 림프 순환을 유도하며 팔뚝이 가볍게 진동하듯 움직이도록 합니다.

팔 앞쪽(이두근)과 팔뚝의 지지력 향상   팔 라인 정리   복부 근육 활성화   코어 안정성 강화

암 리치 크런치

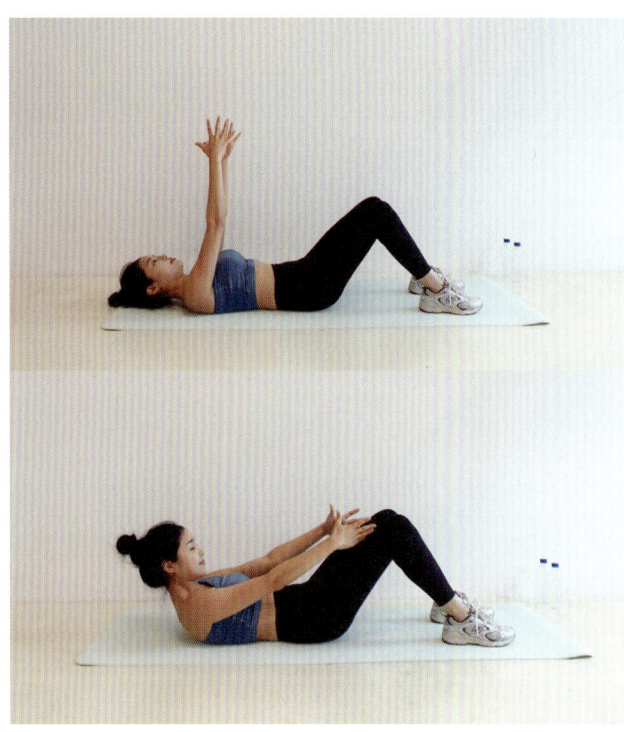

❶ 바닥에 누운 상태에서 무릎을 세우고 양팔은 천장을 향해 곧게 뻗습니다.
❷ 숨을 내쉬며 복부에 힘을 주면서 상체를 들어 올리는 동시에 손끝을 무릎 쪽으로 천천히 뻗습니다.
❸ 숨을 들이마시며 팔을 유지한 채, 다시 상체를 바닥으로 내립니다.
❹ 손끝은 항상 천장을 향하도록 하며, 팔의 긴장을 유지하세요.
❺ 15회 반복, 총 2세트 진행합니다.

point
· 팔을 앞으로 뻗은 상태에서 팔꿈치를 굽히지 말고 팔의 긴장을 유지하세요.
· 팔로 반동을 주지 말고 팔뚝의 버티는 힘으로 움직임을 조절하세요.
· 복부보다 팔의 고정된 상태와 끌어당기는 느낌에 집중해보세요.

림프 자극과 근막 이완 후, 팔 안쪽과 연결된 코어를 안정화하는 데 효과적인 루틴입니다.

소요 시간 7분 / **난이도** 하

`팔 안정` `림프 흐름 유도`

플로어 암 리프트

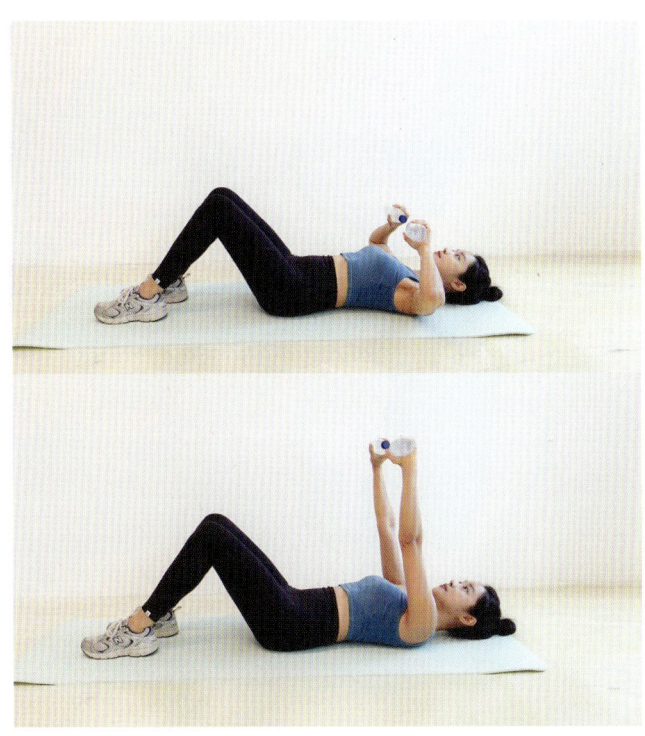

❶ 바닥에 누워 무릎을 세운 상태에서 양손에 물병을 들고 숨을 들이마시며 팔꿈치를 살짝 접은 채 가슴 앞에 위치시킵니다.
❷ 숨을 내쉬며 팔꿈치를 펴면서 양팔을 천천히 밀어 올립니다.
❸ 숨을 들이마시며 천천히 가슴 앞으로 팔을 내립니다. 이때 팔꿈치가 바깥으로 벌어지지 않도록 고정합니다.
❹ 12회 반복, 2세트 진행합니다.

point
· 팔을 들어 올릴 때 팔뚝(삼두)과 앞 어깨가 동시에 자극되는 느낌에 집중하세요.
· 허리가 뜨지 않도록 복부를 살짝 조여주세요.

다이어트 업 UP
살이 더 잘 빠지는 근력 운동 ❷
팔뚝 자극 코어 안정 루틴

`팔 안쪽 긴장 완화` `팔 안쪽 부기 완화`

바닥 트라이셉 프레스

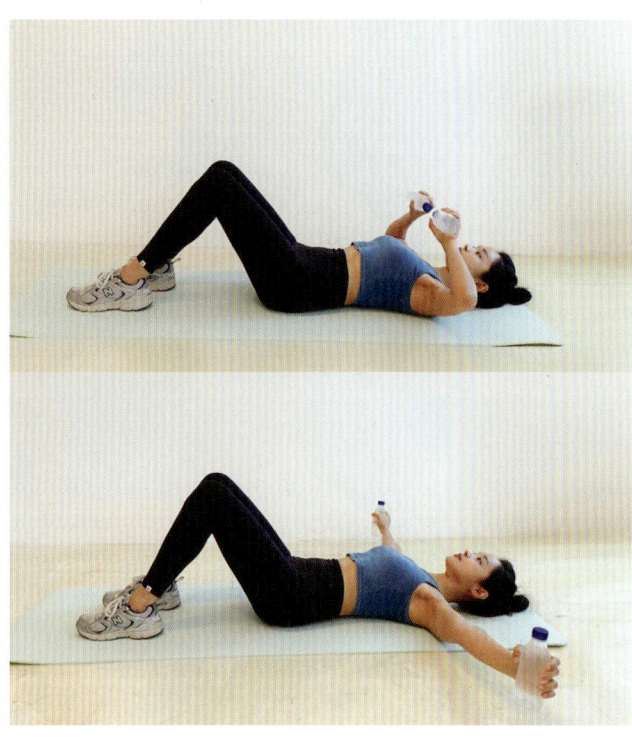

❶ 바닥에 누워 무릎을 세운 상태에서 양손에 물병을 들고 숨을 들이마시며 팔꿈치를 가볍게 접은 채 가슴 옆에 위치시킵니다.
❷ 숨을 내쉬며 팔꿈치를 편 상태로 양팔을 옆으로 벌려 바닥에 내립니다.
❸ 숨을 들이마시며 다시 팔을 원래대로 가슴 위쪽으로 끌어올립니다.
❹ 12회 반복, 2세트 진행합니다.

point · 상체 힘이 아닌 팔의 움직임에 집중해 부드럽게 수축하고 풀어내세요.

팔뚝 뒤쪽(삼두근) 집중 자극   팔 안쪽 라인 탄력 강화   겨드랑이의 림프 흐름 개선 및 부기 완화

사이드 암 리치

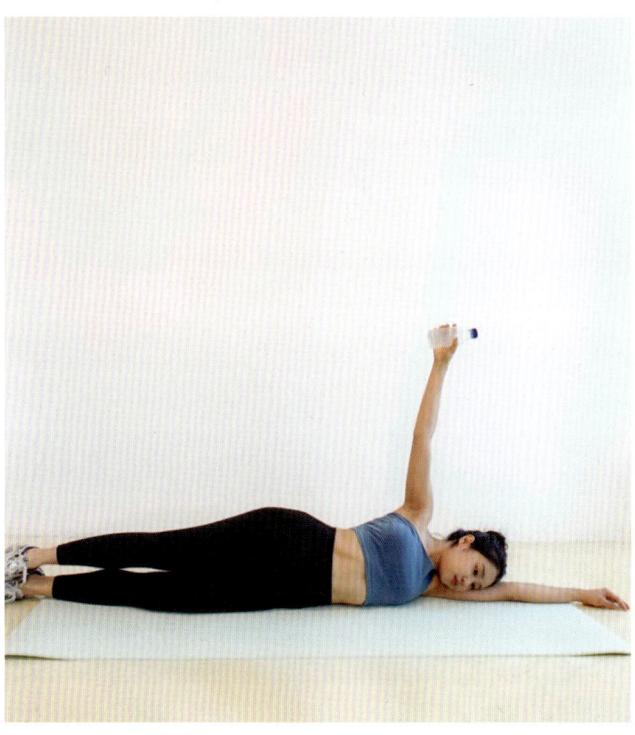

❶ 바닥에 옆으로 누운 자세에서 아래쪽 팔은 머리를 받치고 위쪽 팔은 물병을 들고 천장 쪽으로 자연스럽게 뻗습니다.

❷ 숨을 들이마시며 물병을 든 팔을 천장 쪽으로 더 길게 뻗어 올리며 몸 옆선을 길게 늘여줍니다.

❸ 숨을 내쉬며 팔을 천천히 원위치로 내리며 긴장이 풀릴 수 있도록 몸을 이완합니다.

❹ 15회 반복 후 반대쪽으로 돌아 누워 같은 방식으로 15회 진행, 총 2세트 반복합니다.

point
· 어깨나 등 힘에 의존하지 말고 팔뚝 뒤쪽 근육 수축에 집중하세요.
· 반동 없이 천천히 조절하며 움직이고, 삼두근이 조이는 것을 느껴보세요.
· 손목이 꺾이지 않도록 끝까지 팔 라인을 곧게 유지하세요.

장시간 앉아 있거나 움직임이 적을 때 쉽게 붓고 뭉치는 팔뚝! 이 부위를 부드럽게 이완하고 혈류를 개선하면 팔 라인이 슬림해지고 피로가 풀리는 효과를 기대할 수 있어요.

소요 시간 7~10분 / 난이도 하

팔뚝 근육(이두, 삼두) 강화   팔 라인 정돈 및 탄력 부여   손목과 어깨의 협응력 향상

크로스 암 리프트

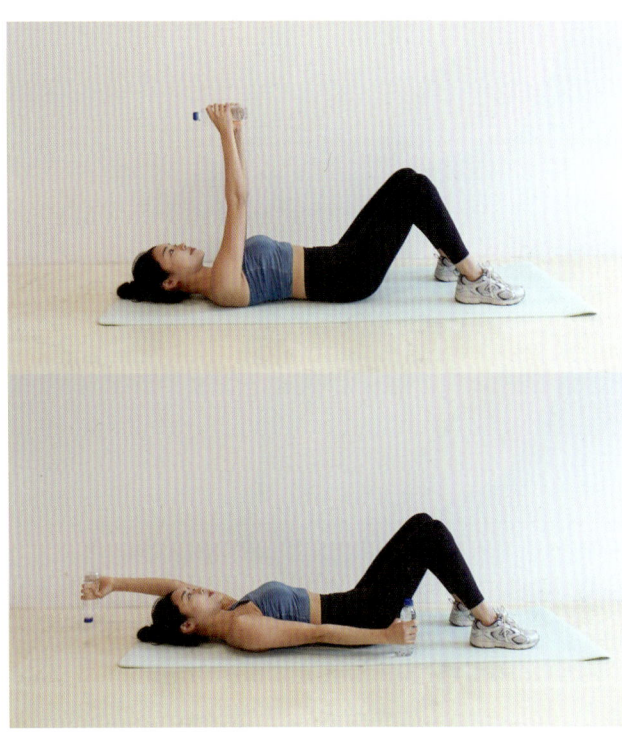

❶ 바닥에 누운 상태에서 양손에 물병을 쥐고 골반 옆에 양팔을 내려 시작 자세를 합니다.
❷ 숨을 들이마시며 양팔을 쭉 편 상태로 들어 올린 후 잠시 멈추었다가 숨을 내쉬며 한 팔은 머리 위로, 반대 팔은 골반 쪽으로 교차해 내립니다.
❸ 다시 숨을 들이마시며 양팔을 들어 올려 서로 마주 보게 한 채로 잠시 멈춘 후 숨을 내쉬며 천천히 양팔을 나란히 골반 옆으로 내려 시작 자세로 돌아옵니다.
❹ 동일한 방식으로 팔을 바꿔 반복합니다. 10회 반복, 2세트 진행합니다.

point
· 팔뚝(이두, 삼두)에 집중하며 어깨와 등에는 힘을 빼주세요.
· 손목이 꺾이지 않도록 주의하고 팔꿈치는 끝까지 펴줍니다.
· 빠르게 하지 말고 천천히 들어 올리며 자극을 느끼는 것이 중요합니다.

다이어트 업 UP

살이 더 잘 빠지는 근력 운동 ❶
팔뚝 긴장 완화 & 라인 정리 근력 루틴

긴장된 근육 자극   뭉침 완화

누워서 팔뚝 눌러 들기

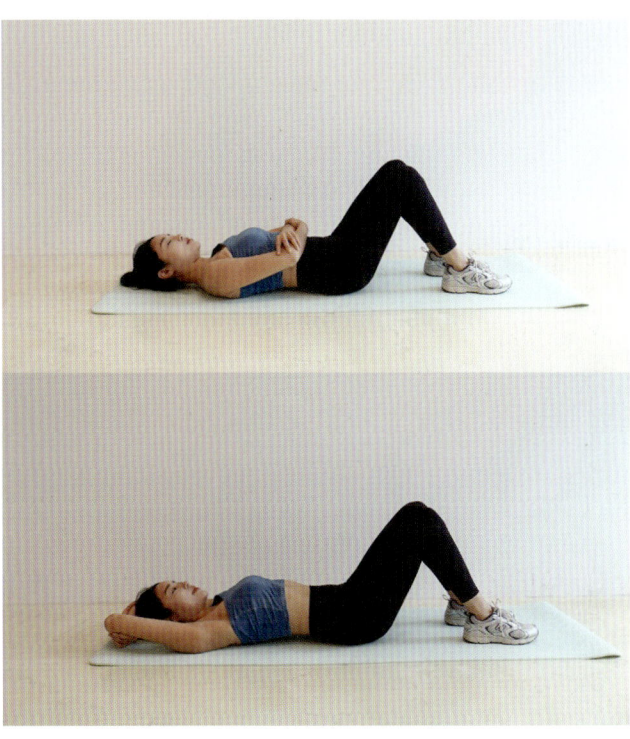

❶ 바닥에 등을 대고 편안히 누워주세요.
❷ 양손은 팔 위에 가볍게 올려주세요.
❸ 숨을 내쉬며 팔뚝을 천천히 들어 올립니다.
❹ 숨을 들이마시며 부드럽게 내려줍니다.
❺ 15회 반복한 후 잠시 휴식하고, 총 2세트 진행합니다.

point · 어깨나 손목에 힘이 들어가지 않도록 주의하며 팔뚝 근육만 부드럽게 조절합니다.

04 전체 림프 유도

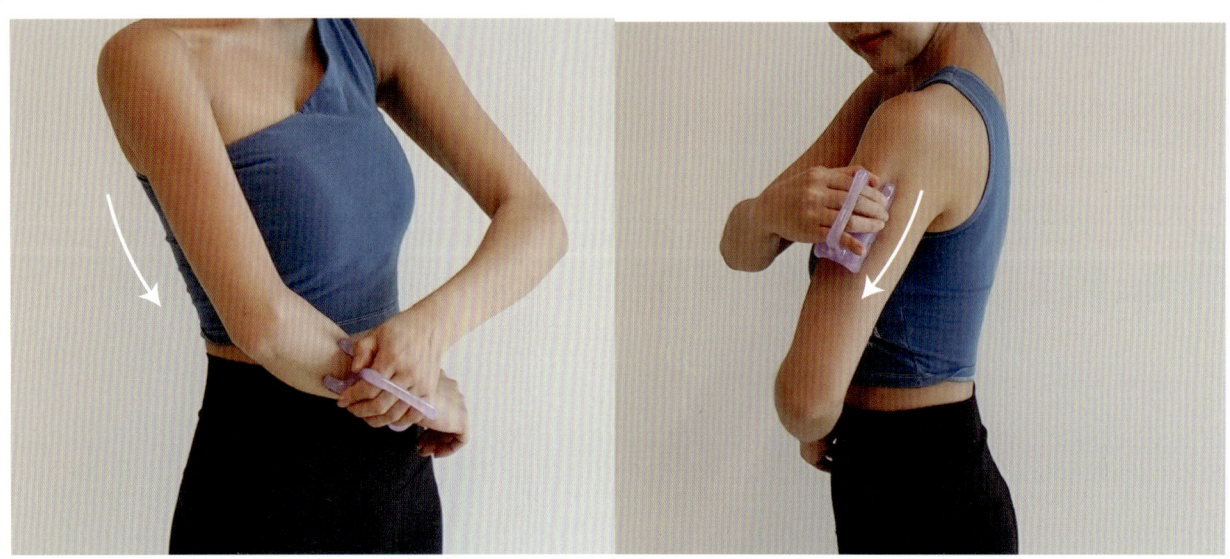

괄사로 팔 뒤쪽을 넓게 감싸듯 위에서 아래로 길게 쓸어내립니다. 손목까지 이어지는 림프 흐름을 따라 길게 풀어주세요.

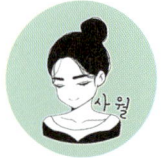

사월's 효과 부스트

팔뚝은 지방과 부기가 동시에 쌓이기 쉬운 부위입니다. 온찜질 후 괄사로 림프절을 자극하고 팔 라인을 정리한 뒤 가벼운 유산소 또는 팔 스트레칭을 병행하면 순환 + 지방 분해 효과가 배가됩니다. 온열 자극 + 괄사 자극 = 팔뚝 슬림화 속도 X2

03 팔 뒷면 집중 마사지

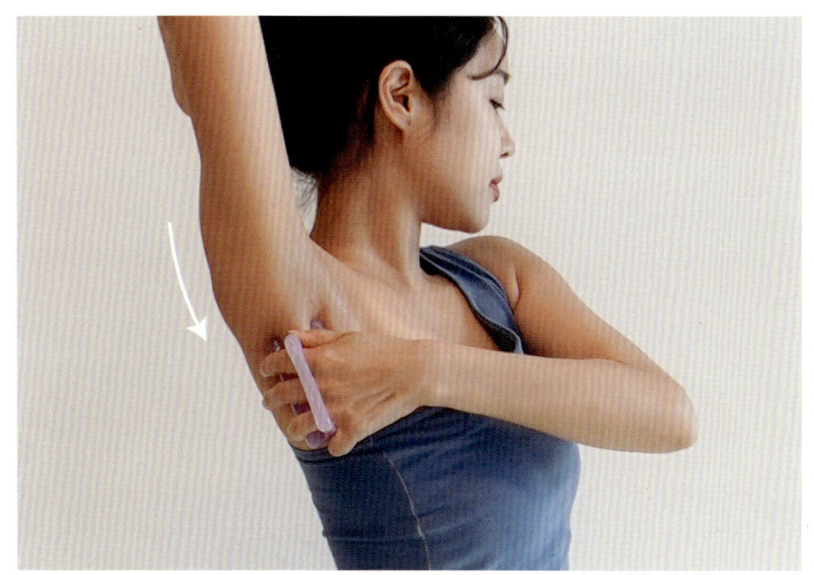

팔을 위로 든 상태에서 팔 뒤쪽 삼두 부위를 위에서 아래로 길게 쓸어내립니다. 팔 뒷부분은 잘 붓는 부위인 만큼, 3회 이상 반복해 부드럽게 자극해주세요.

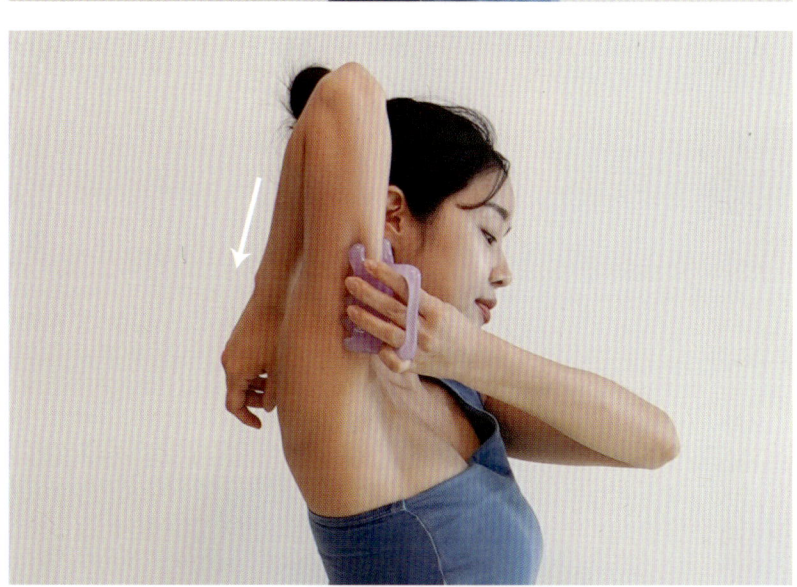

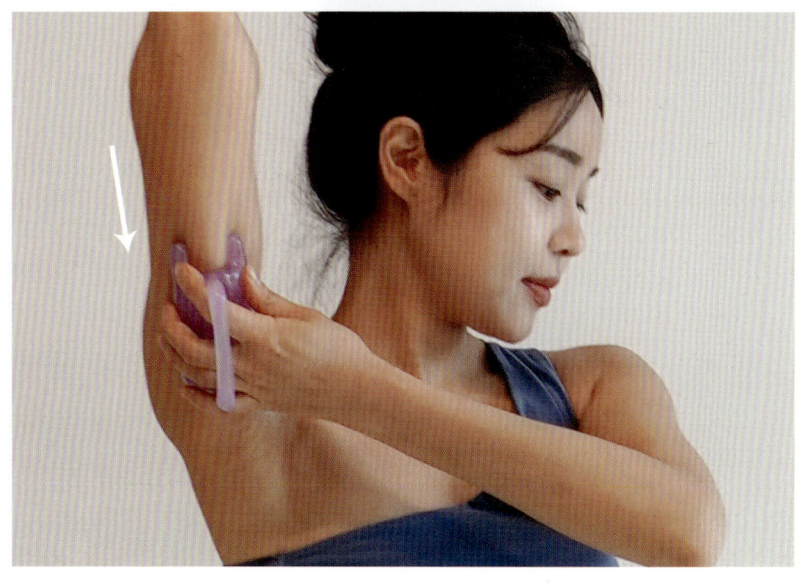

효과	팔뚝 부기 감소 / 림프 순환 개선 / 슬림한 팔 라인
집중 부위	팔 안쪽 / 겨드랑이 / 팔 뒷부분(상완삼두)
효과 극대화	온찜질 후 괄사를 하면 근막 이완과 림프 배출이 더욱 활발하게 이루어집니다.

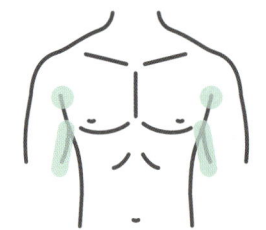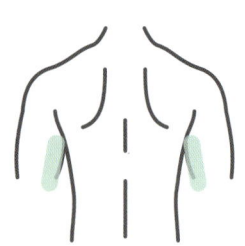

02 겨드랑이 림프 자극

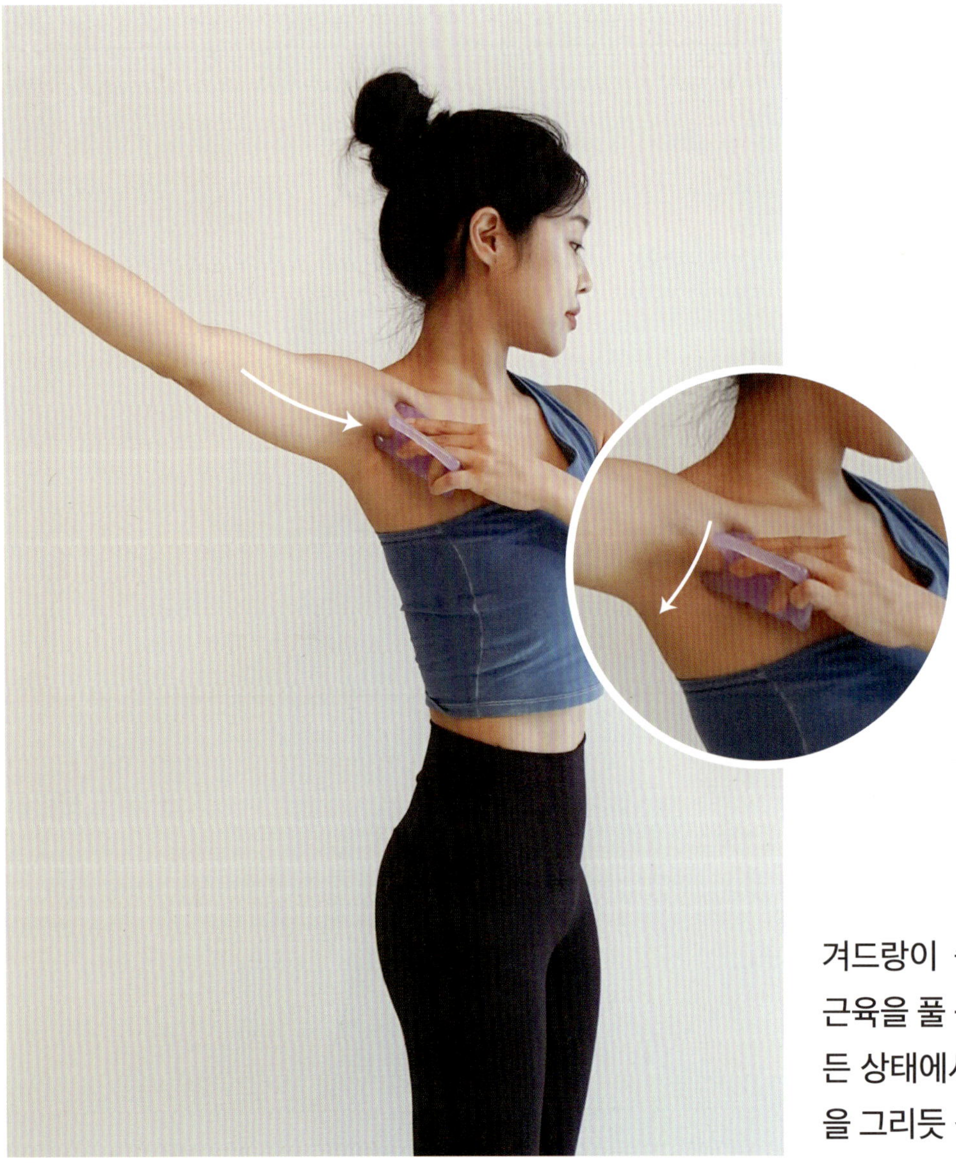

겨드랑이 중앙에서 안쪽으로 뭉친 근육을 풀 듯 쓸어줍니다. 팔을 위로 든 상태에서, 겨드랑이 아래를 반원을 그리듯 깊이 눌러 자극합니다.

2 본격 괄사

· 권장 횟수 : 주 3~5회
· 소요 시간 : 10~15분

샤워 전이나 운동 전후, 림프 순환이 활발할 때 하면 더욱 효과적입니다.

01 팔 전면 근막 이완

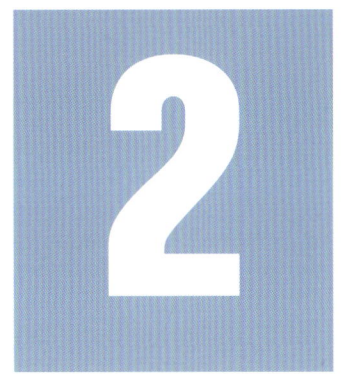

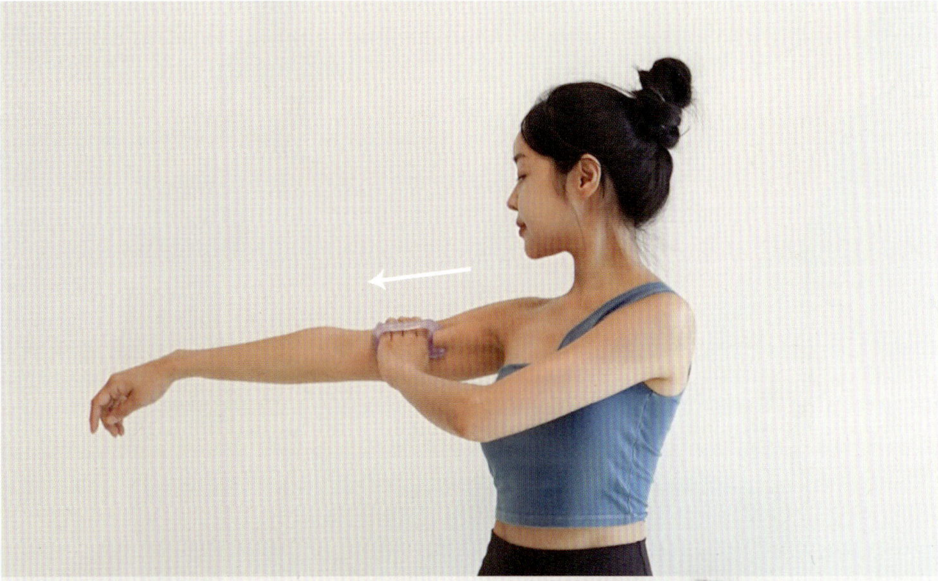

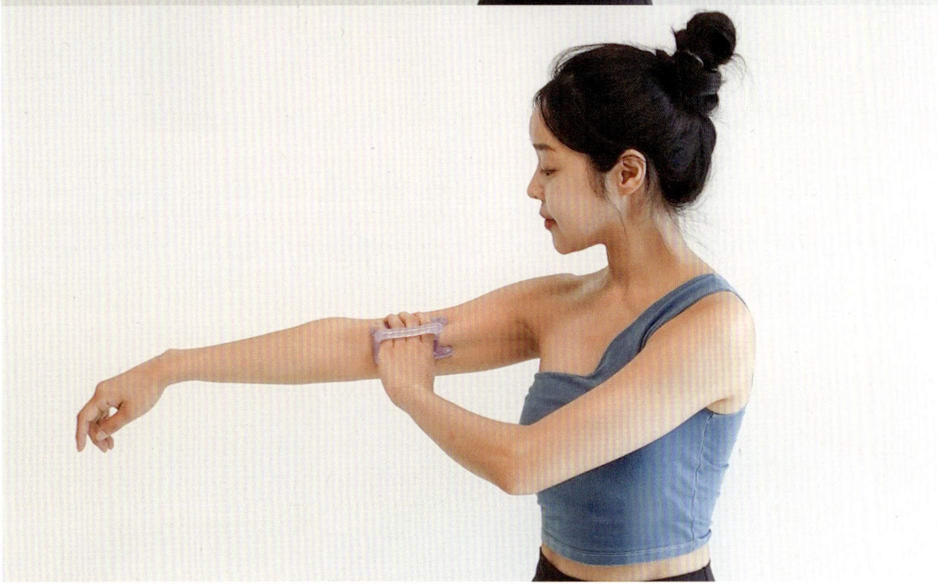

쇄골 아래에서 팔 안쪽 라인(겨드랑이-팔 연결 부위)을 따라 팔꿈치 방향으로 옆으로 근육을 펼치듯 쓸어줍니다.

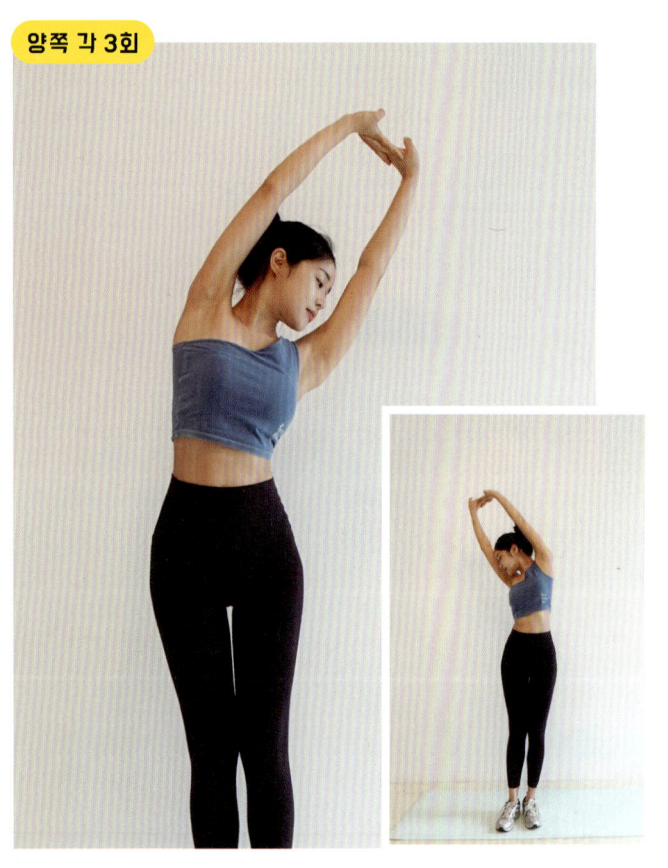

03 양손으로 깍지를 낀 후 팔을 머리 위로 들어 올리고, 상체를 좌우로 기울이며 겨드랑이 라인을 스트레칭합니다.

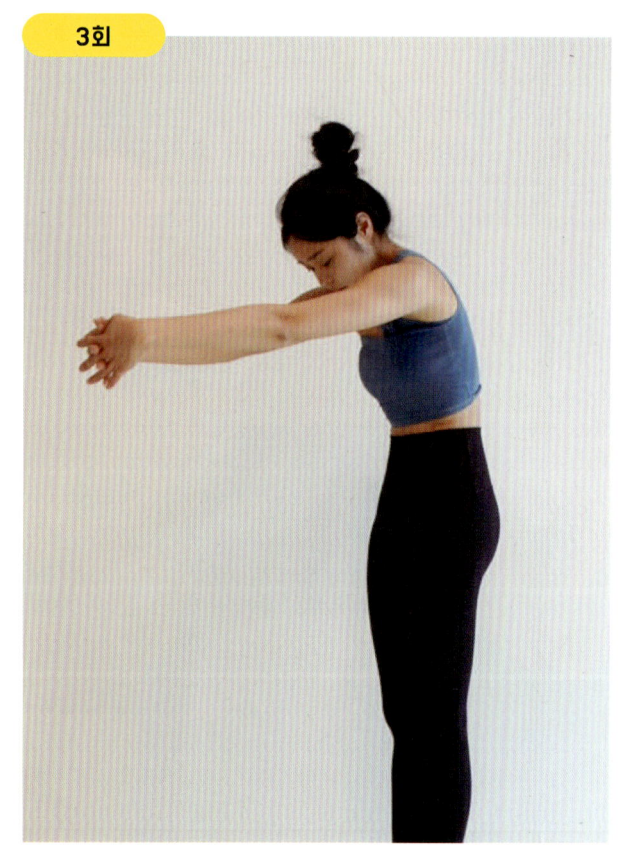

04 팔을 앞으로 뻗으며 등을 둥글게 말아 스트레칭해주세요.

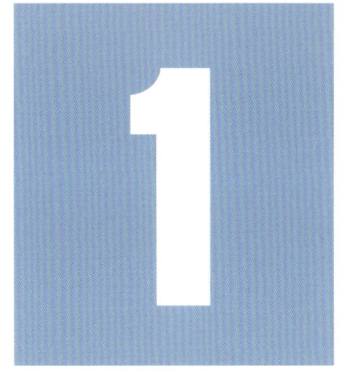

1 준비운동

괄사로 자극하기 전, 팔과 겨드랑이 주변 근막을 부드럽게 풀어주는 스트레칭으로 시작합니다. 긴장된 부위를 먼저 이완해야 괄사 효과가 극대화됩니다.

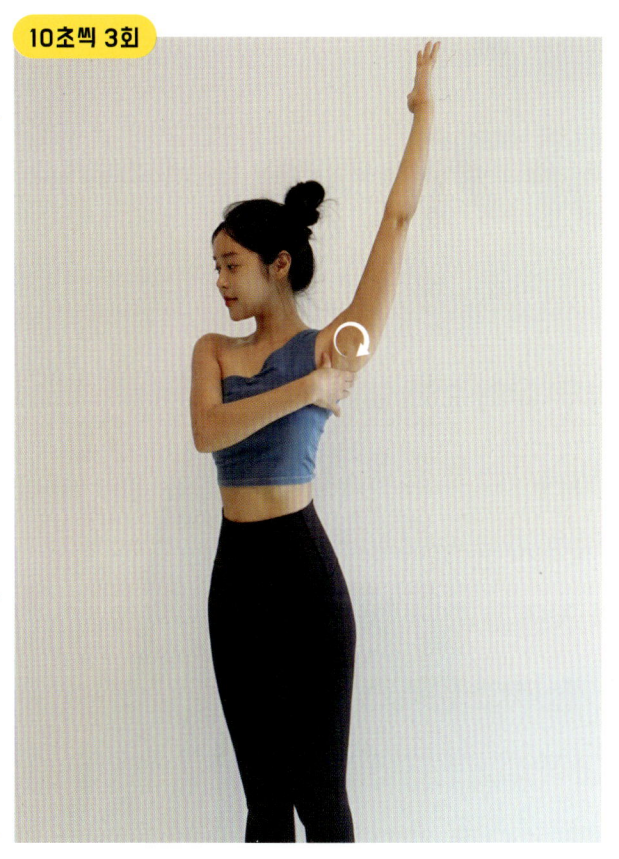

10초씩 3회

01 팔을 들어 겨드랑이를 노출하고, 반대쪽 손으로 겨드랑이를 감싸듯 눌러 원을 그리며 풀어줍니다.

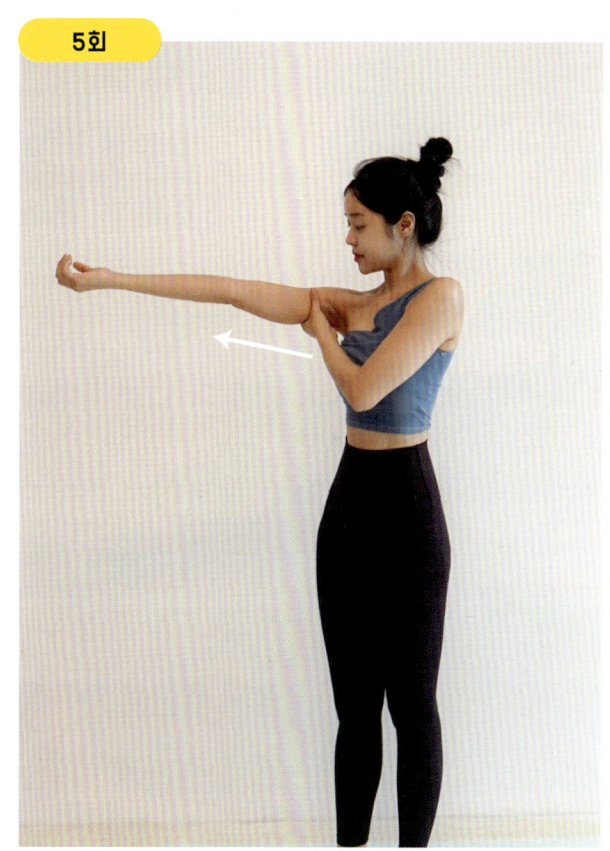

5회

02 손바닥으로 팔 안쪽을 어깨에서 팔꿈치 방향으로 쓸어주세요.

기적의
팔뚝 괄사
따라 하기

팔뚝은 자세가 좋지 않을 경우 살이 쉽게 붙는 부위입니다. 특히 어깨에서 이어지는 팔 안쪽 라인은 림프절과 연결되어 노폐물과 부종이 쉽게 쌓입니다. 이번 루틴은 상완 전면과 후면, 겨드랑이 주변을 자극해 혈류를 개선하고 팔뚝 라인을 슬림하게 다듬는 데 효과적입니다. 구성은 '이완 → 자극 → 유도 → 운동' 순으로, 림프 흐름을 따라 과학적으로 설계된 루틴입니다.

PART 3

02 이어 투 숄더 스트레칭

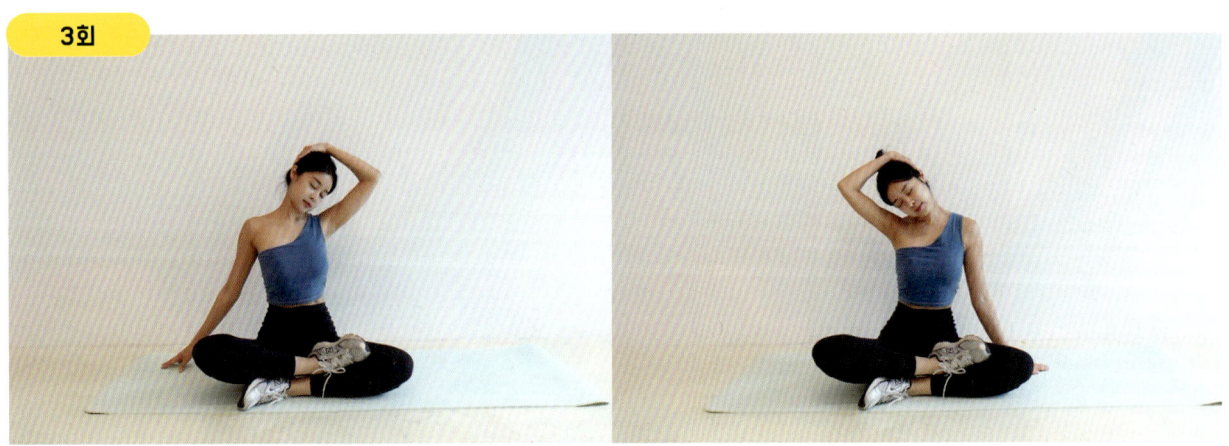

❶ 앉은 자세에서 왼손을 머리 오른쪽에 둡니다.
❷ 어깨를 내린 채로 귀가 어깨에 가까워지도록 머리를 왼쪽으로 기울입니다(숨을 내쉬며 기울이기 / 숨을 들이마시며 돌아오기).
❸ 10~15초 유지한 후 반대 방향도 동일하게 진행합니다.

03 월 엔젤 스트레칭

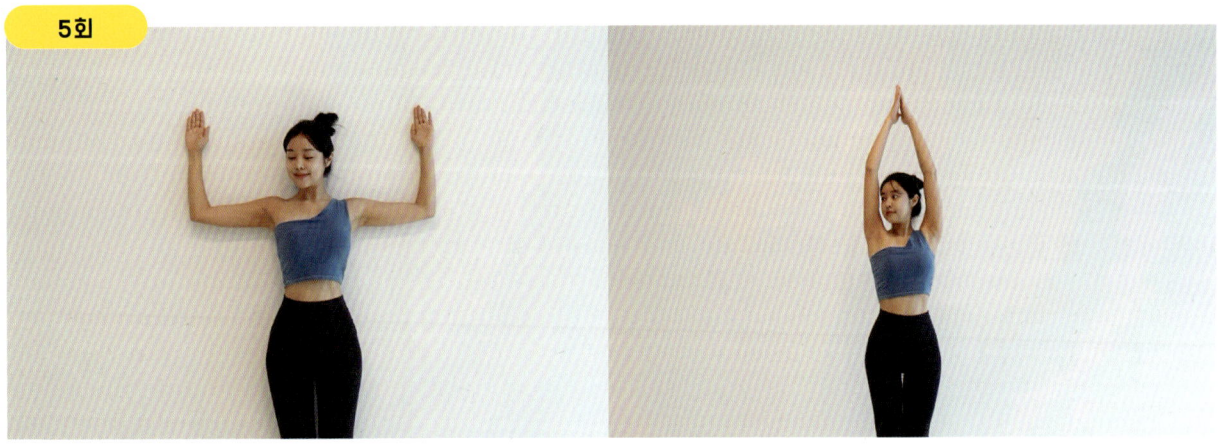

❶ 벽에 등을 붙이고 서서 팔꿈치와 손등을 벽에 대고 L 자를 만든 후 유지합니다.
❷ 숨을 들이마시며 팔을 천천히 위로 들어 올립니다.
❸ 팔과 등, 손이 벽에서 떨어지지 않도록 주의하며 숨을 내쉬며 천천히 내려옵니다.

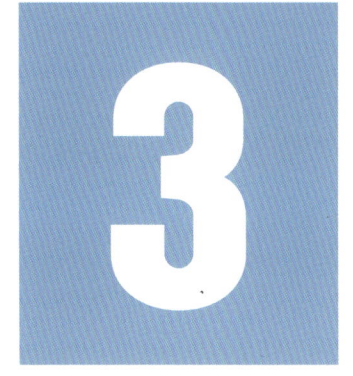

마무리 스트레칭

운동과 괄사로 자극받은 승모근 및 어깨 주변부를 부드럽게 안정화하는 마무리 루틴입니다.

01 넥 리트랙션 스트레칭

3~5회

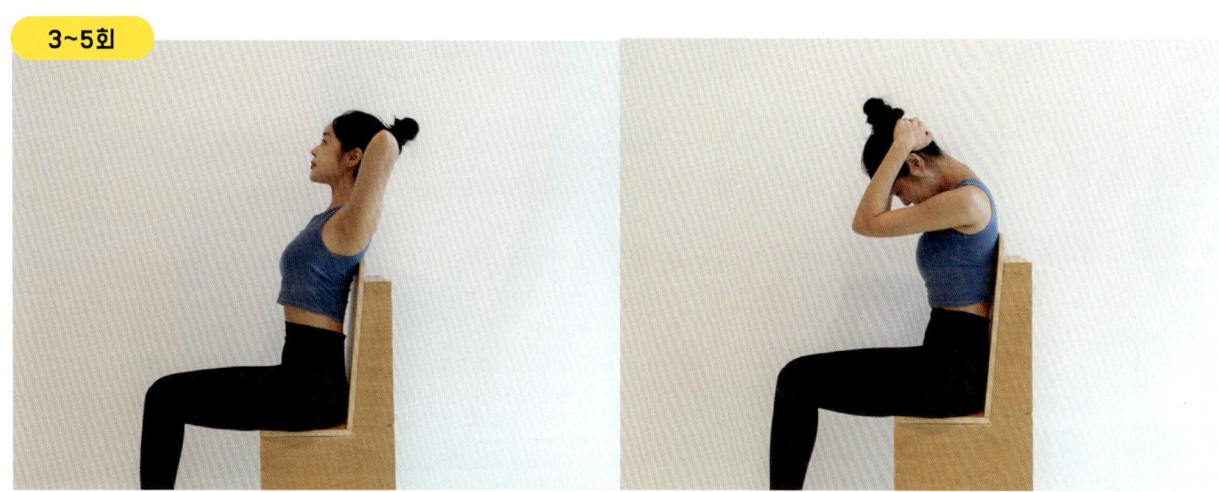

❶ 의자나 바닥에 등을 곧게 펴고 앉습니다.
❷ 어깨는 내린 채로 숨을 들이마시며 양손을 머리 뒤에 가볍게 올리고, 숨을 내쉬며 턱을 아래로 살짝 당기면서 정수리를 위로 끌어올리는 느낌으로 정렬합니다.
❸ 10초간 자세를 유지한 후 이완합니다.

승모근 간장 완화

사이드 넥 스트레치

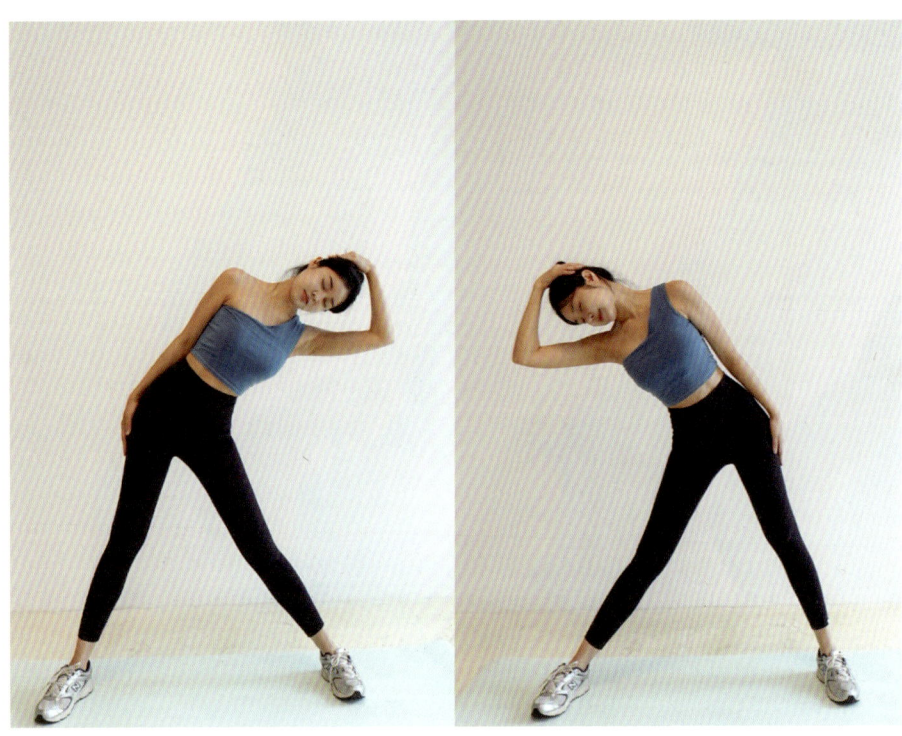

❶ 다리를 어깨너비보다 넓게 벌리고 선 상태에서, 한 손을 머리 위에 가볍게 올려 머리를 반대 방향으로 부드럽게 당겨줍니다.

❷ 숨을 들이마시며 상체를 옆으로 기울이며, 반대쪽 손은 허벅지를 따라 자연스럽게 내립니다(돌아올 때 숨을 내쉽니다).

❸ 반대쪽도 같은 방식으로 반복합니다.

❹ 좌우 각 10~15초 유지하며 총 3세트 진행합니다.

point
- 목을 강하게 당기지 말고 손의 무게만으로 자연스러운 스트레칭을 유도하세요.
- 어깨가 올라가지 않도록 주의하며, 승모근·목·옆구리 라인을 동시에 이완하는 데 집중합니다.
- 아침 기상 후 또는 운동 전 워밍업 스트레칭으로 적합합니다.

괄사 후 상체 림프 순환과 순환량을 빠르게 늘리는 점핑 루틴입니다.

소요 시간 5분 / 난이도 중

어깨 순환   승모근 긴장 완화

암 서클 워크

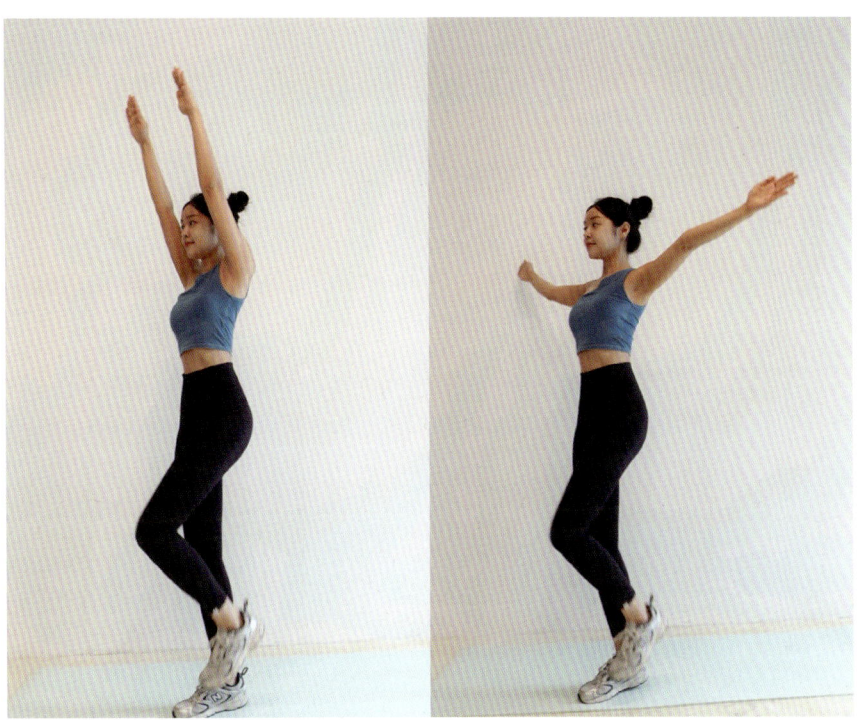

❶ 서서 천천히 제자리걸음을 합니다.

❷ 걸으면서 숨을 들이마시며 양팔을 앞으로 크게 원을 그리면서 5회 돌려줍니다.

❸ 이어서 숨을 내쉬며 팔을 뒤로 크게 돌리며 5회 반복합니다.

❹ 총 3세트 진행합니다.

point
- 팔을 무겁게 돌리기보다 가볍고 유연하게 회전시키세요.
- 어깨와 승모근 주변의 림프 순환을 돕고, 굳은 근육을 자연스럽게 이완해줍니다.
- 목과 어깨 통증 예방, 상체 유연성 향상에도 좋은 유산소 워밍업입니다.

상체 순환 점프 루틴

다이어트 부스터 booster

살이 쭉쭉 빠지는 순환 유산소 루틴 ❷

`어깨 순환` `승모근 긴장 완화`

암 풀 킥백

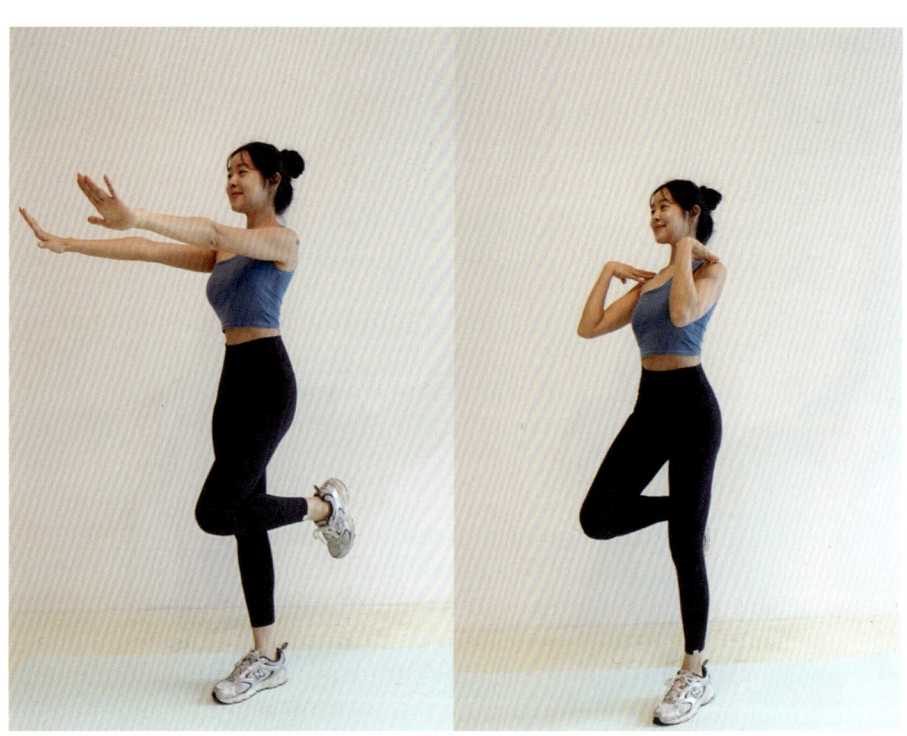

❶ 바르게 서서 양팔을 어깨 높이로 앞으로 곧게 뻗습니다.
❷ 한쪽 다리의 무릎을 굽혀 뒤꿈치를 엉덩이 방향으로 치듯 들어 올립니다. 동시에 팔꿈치를 굽혀 양손을 가슴 앞으로 당깁니다.
❸ 점프하듯 발을 바꿔 다른 쪽 무릎을 엉덩이 방향으로 치듯 들어 올리는 동시에 팔을 다시 앞으로 뻗습니다.
❹ 양손 위치와 발 위치를 점프하듯 번갈아 교차하며 20~30회 반복, 2~3세트 진행합니다.

point
· 뒤꿈치가 엉덩이에 닿지 않아도 괜찮습니다. 엉덩이 쪽으로 '차는 느낌'으로 동작하세요.
· 팔 동작은 상체의 긴장을 풀어주는 리듬 동작으로, 어깨 이완과 혈액순환을 돕습니다.
· 무릎은 무리하게 뒤로 들지 않도록 안정된 자세를 유지하세요.

`어깨와 승모근 이완` `상체 회전력 강화` `전신 혈액순환 촉진`

트위스트 숄더 펀치

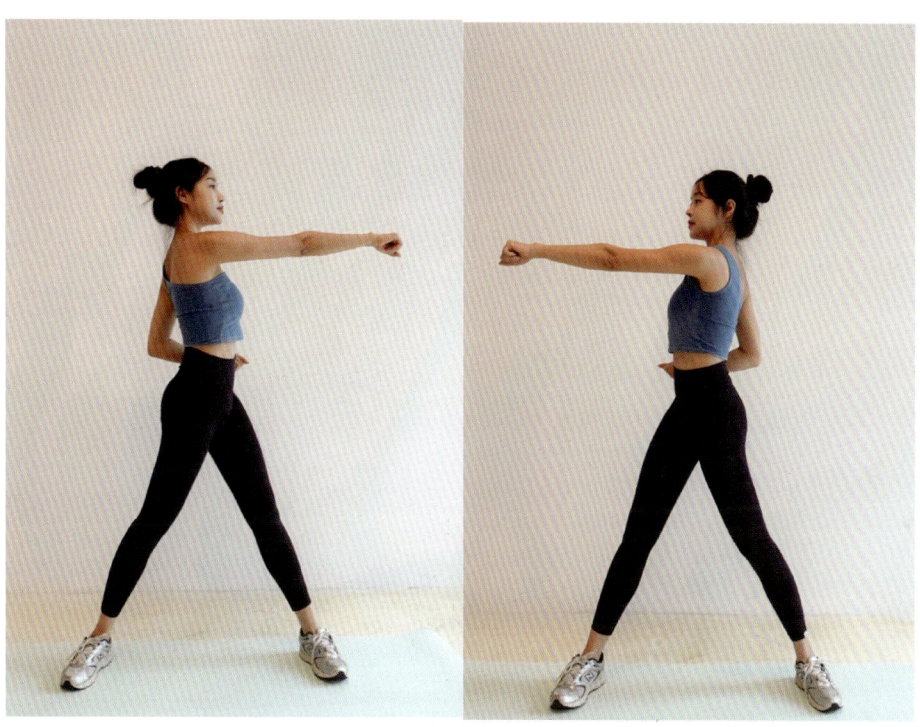

❶ 다리를 골반 너비보다 넓게 벌리고 선 자세에서 시작합니다.

❷ 숨을 내쉬며 오른팔을 왼쪽 앞으로 길게 뻗으며 상체를 왼쪽으로 비틀어줍니다.

❸ 이어서 왼팔을 오른쪽 앞으로 뻗으며, 상체를 반대 방향으로 회전시킵니다.

❹ 좌우 팔을 번갈아 뻗으며, 리듬감 있게 상체를 교차로 회전시킵니다(돌아올 때 숨을 들이마십니다).

❺ 좌우 각 20~30회 반복합니다.

point
- 하체는 고정, 무릎은 편 상태를 유지하며 상체만 회전시킵니다.
- 팔을 뻗을 때 어깨부터 등까지 이완되는 느낌에 집중하세요.
- 팔과 어깨의 힘을 빼고 자연스럽게 흔들 듯 동작을 이어가는 것이 핵심입니다.

짧은 유산소로 상체 림프 순환과 대사량을 끌어올리는 워밍업 루틴입니다.

소요 시간 5~7분 / 난이도 중

상체 림프 순환   대사량 상승

암 리치 트위스트

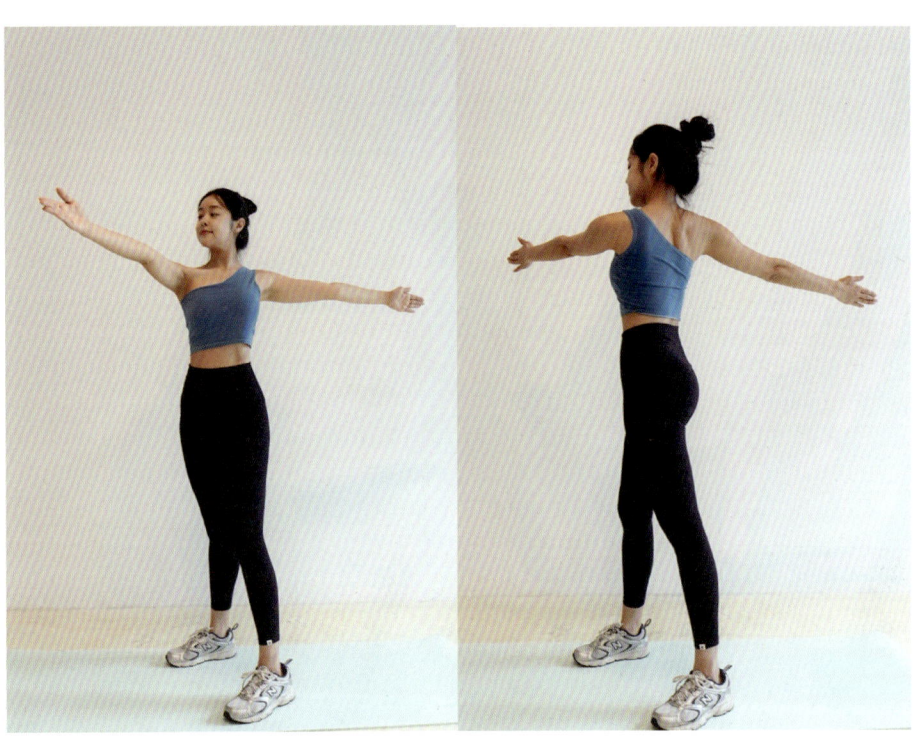

❶ 양발을 어깨너비로 벌리고 선 상태에서 숨을 내쉬며 양팔을 앞으로 뻗습니다.

❷ 오른팔을 왼쪽으로 비틀며 상체를 돌립니다.

❸ 숨을 들이마시며 원위치로 돌아오면서 반대쪽 팔도 반복합니다.

point · 견갑골을 고정한 채 회전 범위에 집중하며 팔의 관성으로 움직이지 않도록 합니다.

다이어트 부스터 booster
살이 쭉쭉 빠지는 순환 유산소 루틴 ❶
승모근 림프 순환 워크

`어깨 회전` `긴장 완화`

숄더 롤 스텝

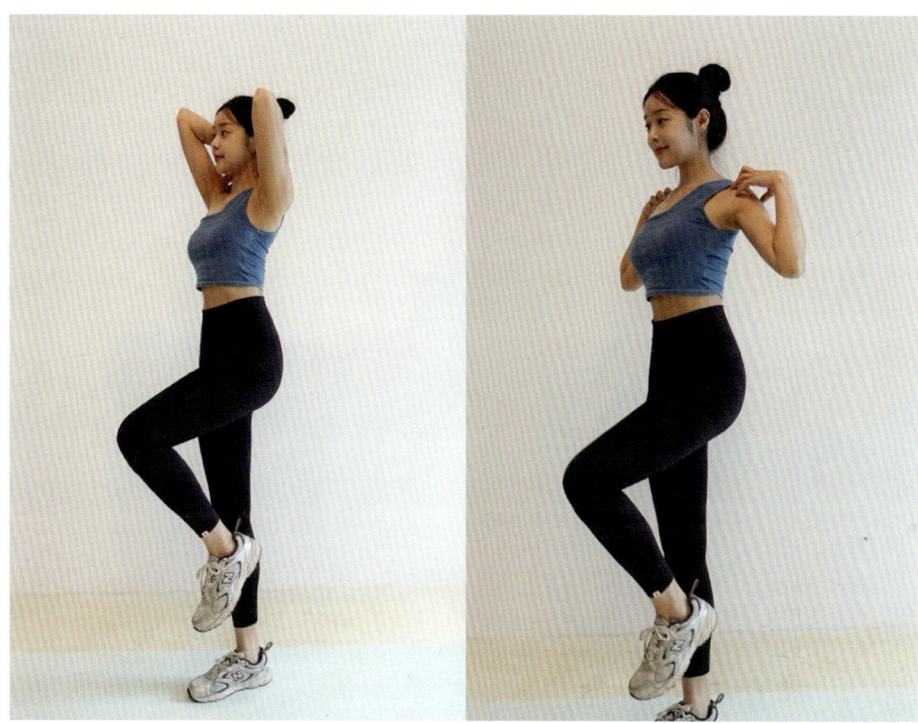

❶ 어깨너비로 서서 양팔을 편하게 둡니다.
❷ 숨을 들이마시며 어깨를 귀 방향으로 천천히 들어 올립니다.
❸ 숨을 내쉬며 어깨를 뒤로 크게 돌리면서 천천히 내립니다.
❹ 이 동작을 좌우 발을 가볍게 교차하며 반복합니다.

point · 긴장한 어깨를 자연스럽게 풀며 견갑골 움직임에 집중하세요.

`승모근 중·하부 근육 강화` `어깨 안정화` `말린 어깨 교정` `어깨·등 라인 정리`

바닥에 앉아서 물병 외회전

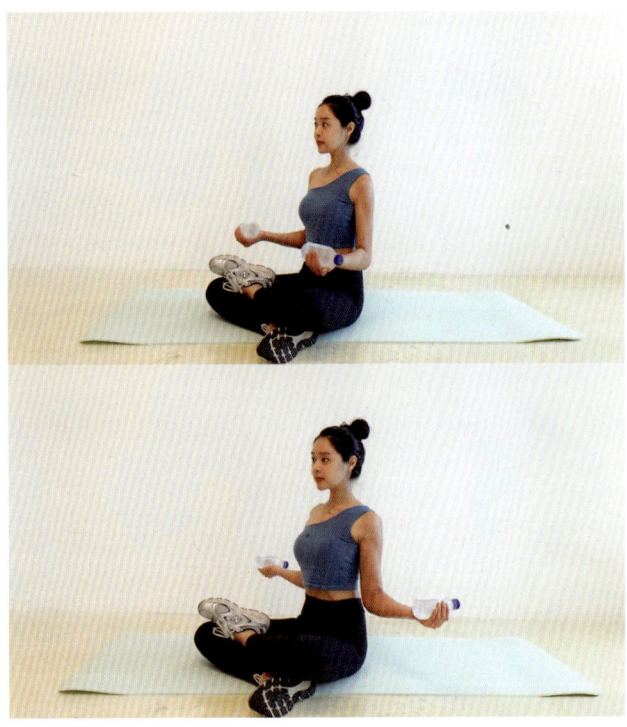

❶ 바닥에 편안하게 앉아 무릎을 가볍게 세우고 허리를 곧게 펴줍니다.

❷ 양손에 가벼운 물병을 들고 팔꿈치를 90도로 굽혀 몸 옆에 붙입니다.

❸ 숨을 내쉬며 팔꿈치를 고정한 채 손을 바깥쪽으로 벌리면서 어깨 뒤쪽과 날개뼈 사이 근육을 조입니다.

❹ 숨을 들이마시며 천천히 시작 자세로 돌아옵니다.

❺ 1~2회 반복, 2~3세트 진행합니다.

point
- 팔꿈치가 몸 옆에서 떨어지지 않게 유지합니다.
- 어깨를 올리지 말고 목의 긴장을 풀어주세요.
- 팔 움직임보다 날개뼈 안쪽이 조여지는 느낌에 집중합니다. 허리가 뒤로 젖혀지지 않게 복부의 힘을 유지하세요.

림프 자극과 근막 이완 후, 상부를 안정화하는 데 효과적인 근력 루틴입니다.

소요 시간 7분 / 난이도 하

어깨 후면(후삼각근) & 등 상부(승모근, 능형근) 강화 　 말린 어깨 교정 　 어깨 라인 정돈

누운 리버스 플라이

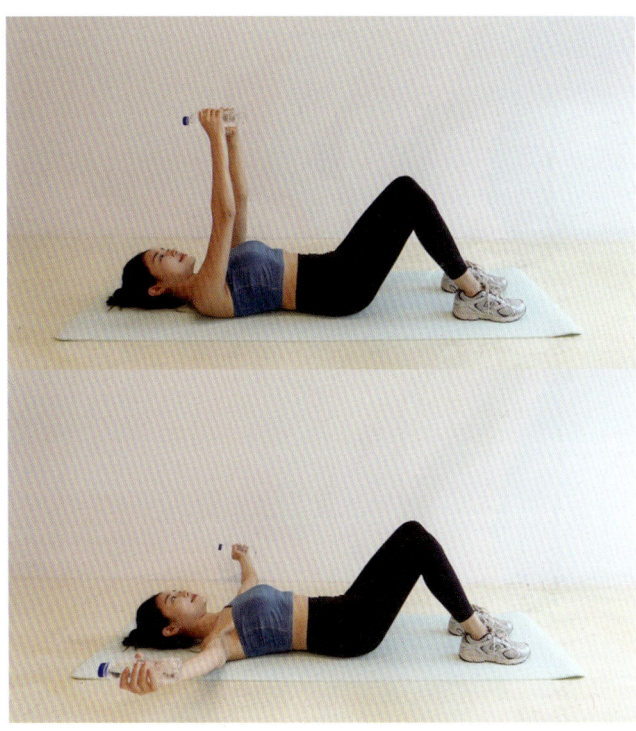

❶ 등을 대고 바닥에 누운 후, 무릎을 세워 편안하게 둡니다.
❷ 양손에 가벼운 물병을 들고 팔을 가슴 위로 들어 올려 시작합니다. 손바닥은 서로 마주 보게 합니다.
❸ 숨을 내쉬며 양팔을 옆으로 천천히 벌립니다. 팔이 바닥에 닿기 직전까지 벌려주세요.
❹ 숨을 들이마시며 팔을 다시 가슴 위로 천천히 모읍니다.
❺ 15회 반복, 2세트 진행합니다.

point
- 팔을 빠르게 벌리지 말고 등 뒤쪽 근육을 조이듯 하면서 천천히 벌립니다.
- 팔의 움직임보다 날개뼈 안쪽이 조여지는 느낌에 집중하세요.
- 허리가 뜨지 않도록 복부의 힘을 유지하세요.

다이어트 업 UP

살이 더 잘 빠지는 근력 운동 ❷
승모근 자극 코어 안정 루틴

`승모근 상부 자극` `어깨 관절 안정화` `어깨 긴장 완화 및 라인 정돈`

숄더 리프트

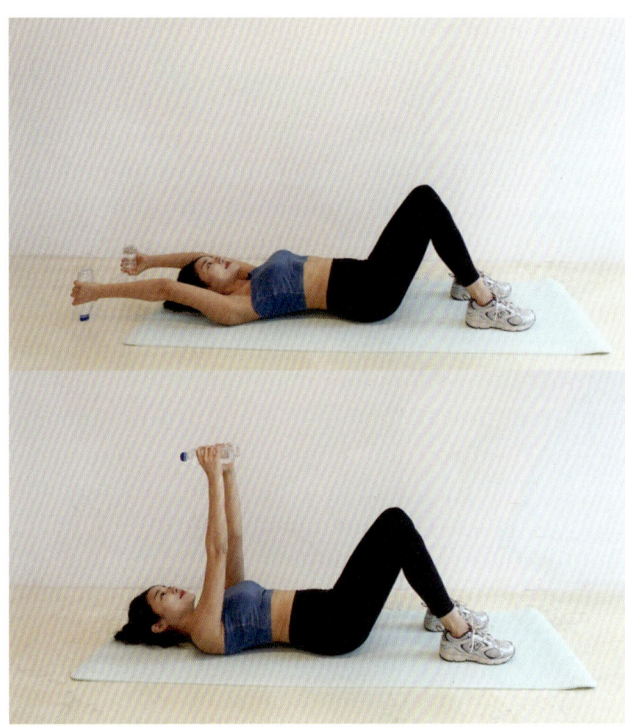

❶ 등을 대고 바닥에 눕고, 무릎은 편하게 세워줍니다.

❷ 양손에 가벼운 물병을 쥐고, 팔은 천장을 향해 뻗습니다. 손바닥은 서로 마주 보게 유지하세요.

❸ 숨을 내쉬며 팔을 천장 쪽으로 밀어내듯 어깨를 바닥에서 살짝 들어 올립니다(어깨뼈가 위로 들썩이는 느낌).

❹ 숨을 들이마시며 어깨와 팔을 천천히 다시 바닥 쪽으로 내립니다. 15회 반복, 2세트.

point
- 팔의 움직임보다 어깨 상부 근육의 수축에 집중하세요.
- 복부나 팔에 힘을 주기보다 승모근 상부를 살짝 끌어올리는 느낌이 중요합니다.

옆구리와 등, 어깨 뒤쪽 근육 자극   탄탄한 측면 라인 강화

사이드 백 익스텐션

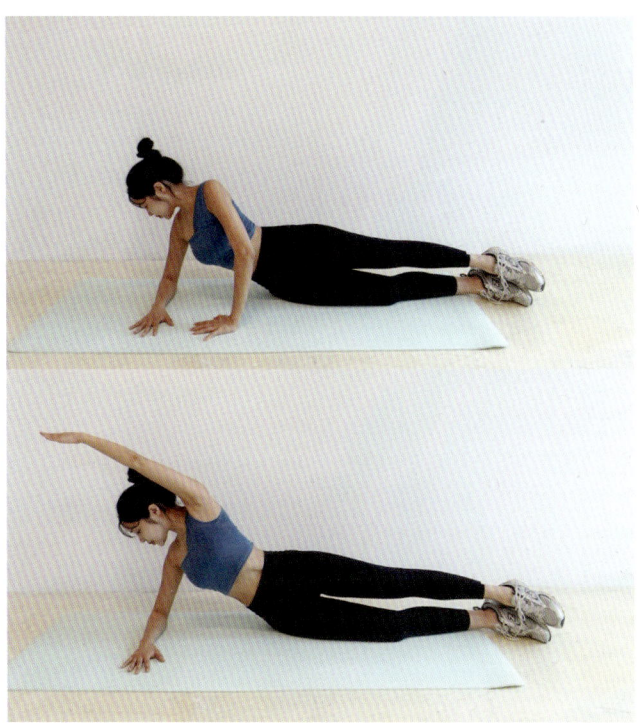

❶ 오른쪽 옆으로 누운 자세에서, 오른손은 어깨 아래 바닥을 짚고 상체를 지지합니다. 왼손은 머리 위쪽으로 자연스럽게 뻗어줍니다.

❷ 숨을 내쉬며 상체와 왼팔을 함께 들어 올리며 옆구리와 등 뒤 근육을 조이듯 수축합니다. 이때 비트는 느낌보다 등을 끌어올리는 느낌이 중요합니다.

❸ 숨을 들이마시며 천천히 시작 자세로 돌아옵니다.

❹ 15회 반복 후, 반대쪽도 동일하게 수행하며 총 2세트 진행합니다.

point · 팔로 상체를 회전시키기보다는 날개뼈를 조이듯이 등을 수축하며 올리는 느낌에 집중하세요.

일상에서 쉽게 뭉치는 승모근! 이 부위를 부드럽게 이완하고 혈류를 개선하면 어깨 라인이 슬림해지고 머리가 맑아지는 효과도 기대할 수 있어요.

소요 시간 7~10분 / 난이도 하

`어깨 안정화` `상체 근막 이완`

숄더 브리지

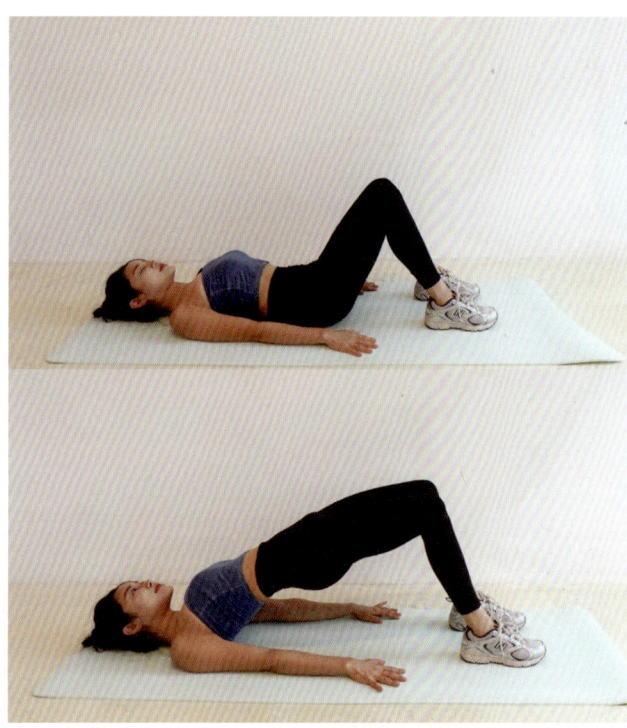

❶ 바닥에 등을 대고 누운 후 무릎을 굽혀 발을 바닥에 고정합니다.

❷ 양손은 손바닥을 아래로 해서 옆에 두고, 숨을 내쉬며 손바닥으로 바닥을 밀듯이 하며 천천히 엉덩이를 바닥에서 들어 올려 버팁니다.

❸ 몸의 중심을 유지하며 복식호흡으로 15~30초간 자세를 유지합니다.

❹ 천천히 내려오고, 총 2세트 반복합니다.

point · 어깨를 들 때 승모근이 과하게 수축되지 않도록 등 전체를 고르게 사용하는 느낌을 유지해주세요.

다이어트 업 UP

살이 더 잘 빠지는 근력 운동 ❶
승모근 긴장 완화 & 라인 정리 근력 루틴

`어깨의 긴장과 근육 이완` `뭉침 완화`

누워서 어깨 누르며 들기

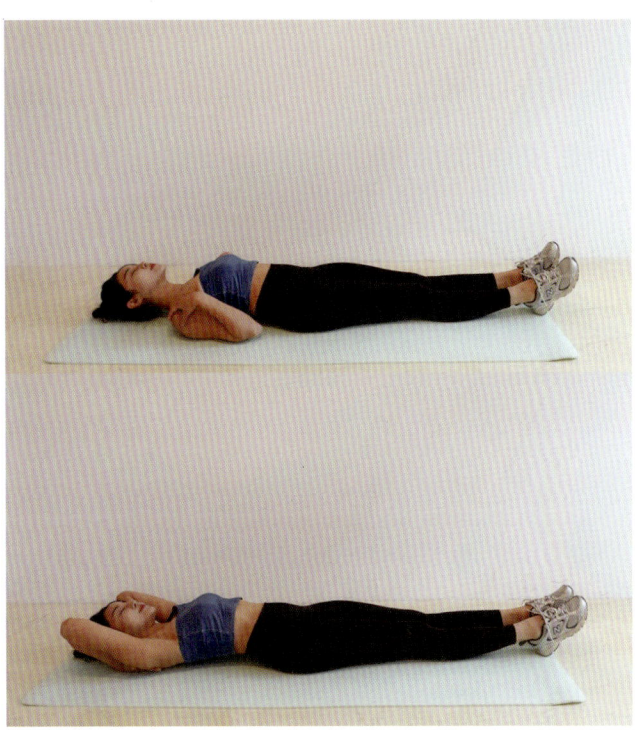

❶ 바닥에 등을 대고 편안히 누워주세요.
❷ 양손은 어깨 위에 가볍게 올려주세요.
❸ 숨을 내쉬며 양 어깨를 천천히 올립니다.
❹ 숨을 들이마시며 어깨를 부드럽게 내려줍니다.
❺ 15회 반복한 후 잠시 휴식하고, 총 2세트 진행합니다.

point · 목에 힘이 들어가지 않도록 주의하며 어깨 근육만 부드럽게 조절합니다.

04 벨트 or 유산소 운동(5~10분)

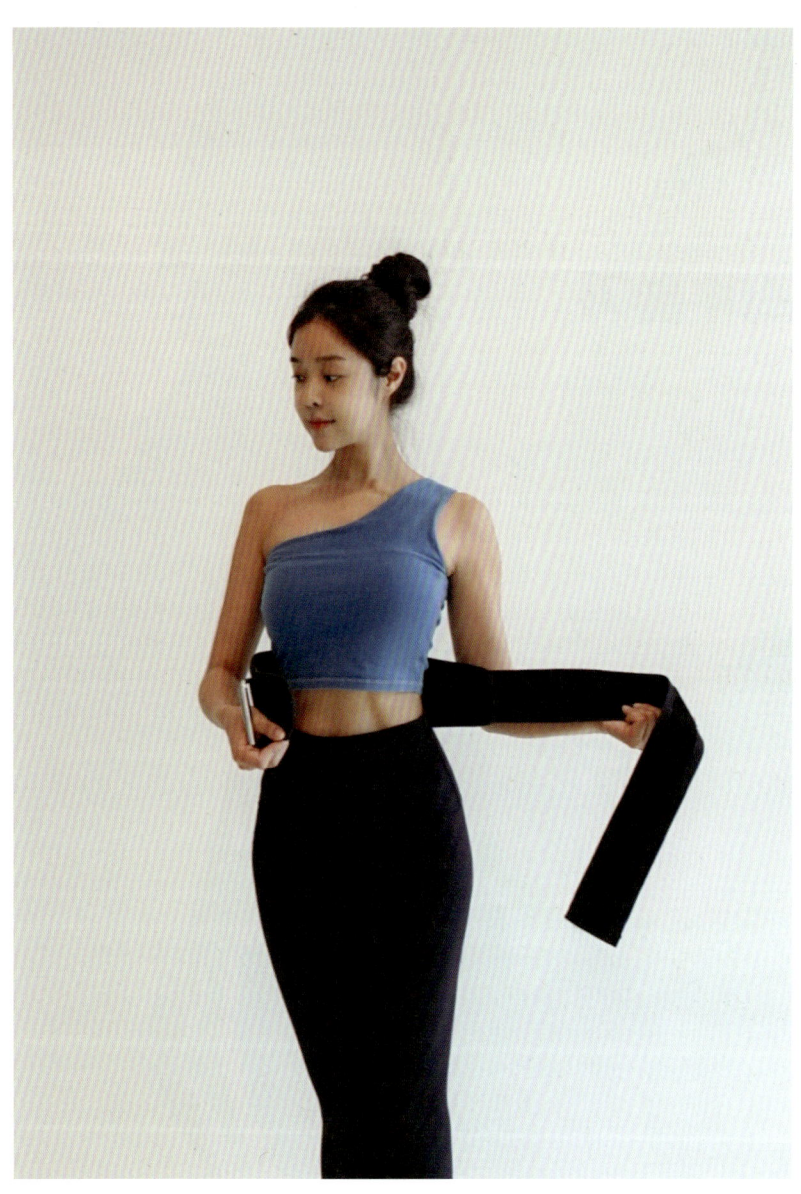

체온 상승, 혈류 개선을 통해 긴장 해소와 순환에 도움을 줍니다.

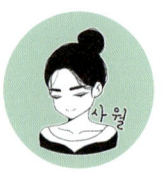

사월's 효과 부스트

따뜻한 스팀 타월이나 샤워 후 괄사를 진행하면 근막이 더 부드럽게 풀리고 림프 흐름도 더 잘 유도됩니다. 따뜻함 + 괄사 자극 = 승모근 이완 속도 X2

03 림프 유도

목에서 쇄골, 겨드랑이 방향으로 쓸어내리며 림프 흐름을 유도합니다.

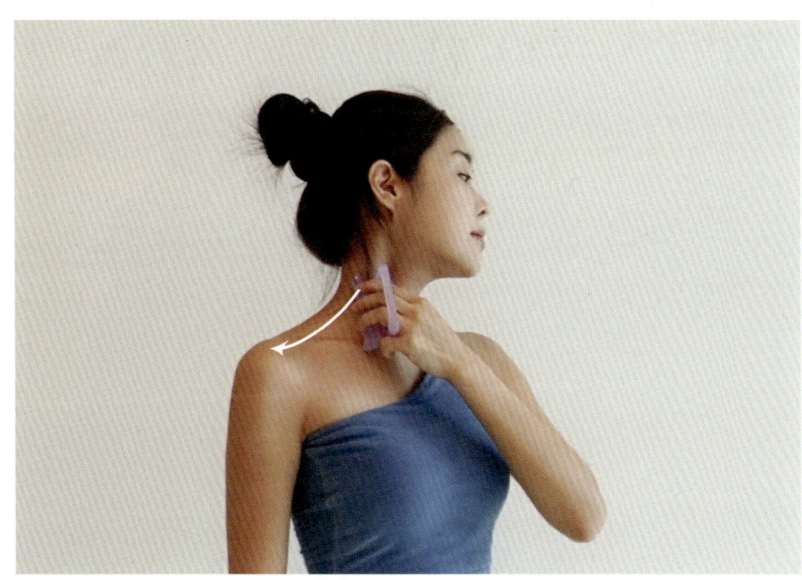

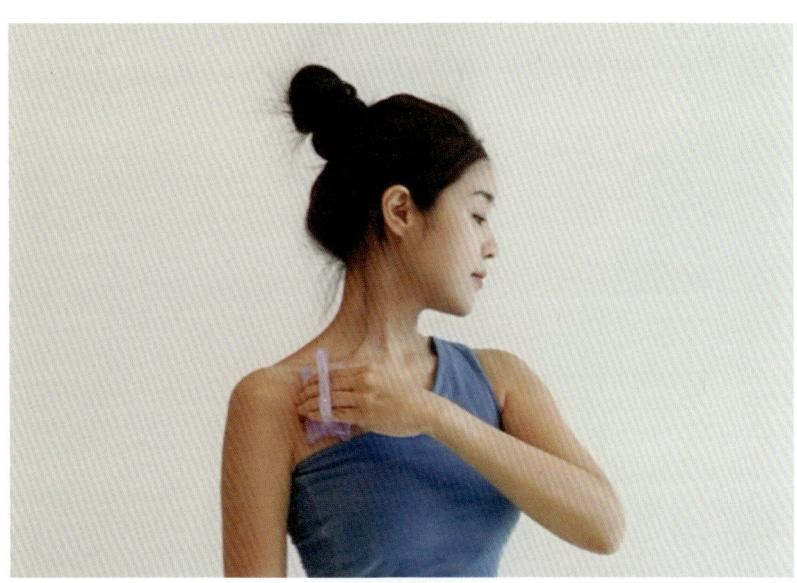

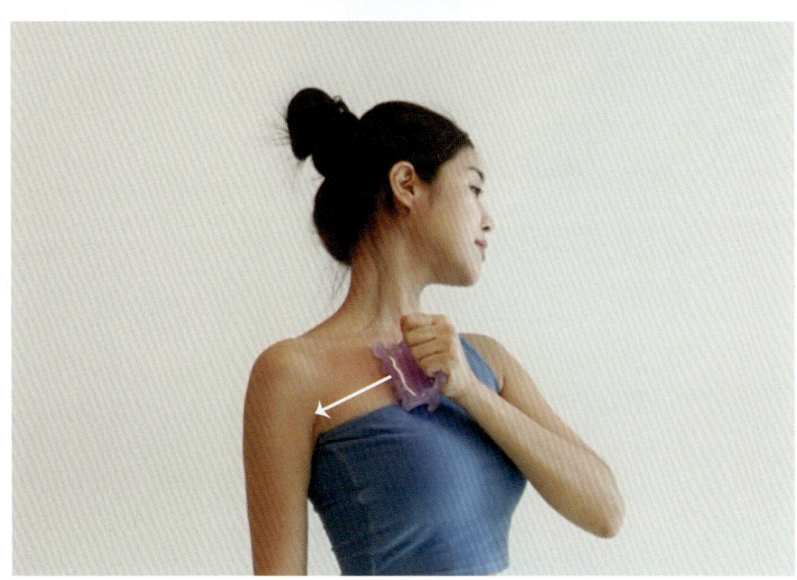

효과	승모근 이완 / 혈액순환 / 어깨 부기 개선
집중 부위	목 뒤 / 어깨 라인 / 쇄골 주변
효과 극대화	온찜질이나 따뜻한 샤워 후 괄사를 하면 뭉친 근육이 더 쉽게 풀리고 림프 흐름도 원활해집니다.

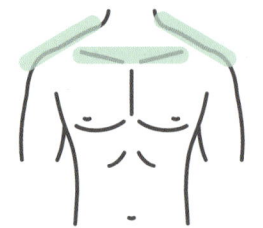
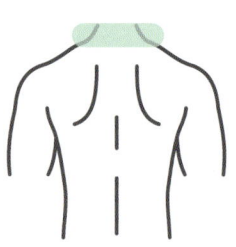

02 집중 자극

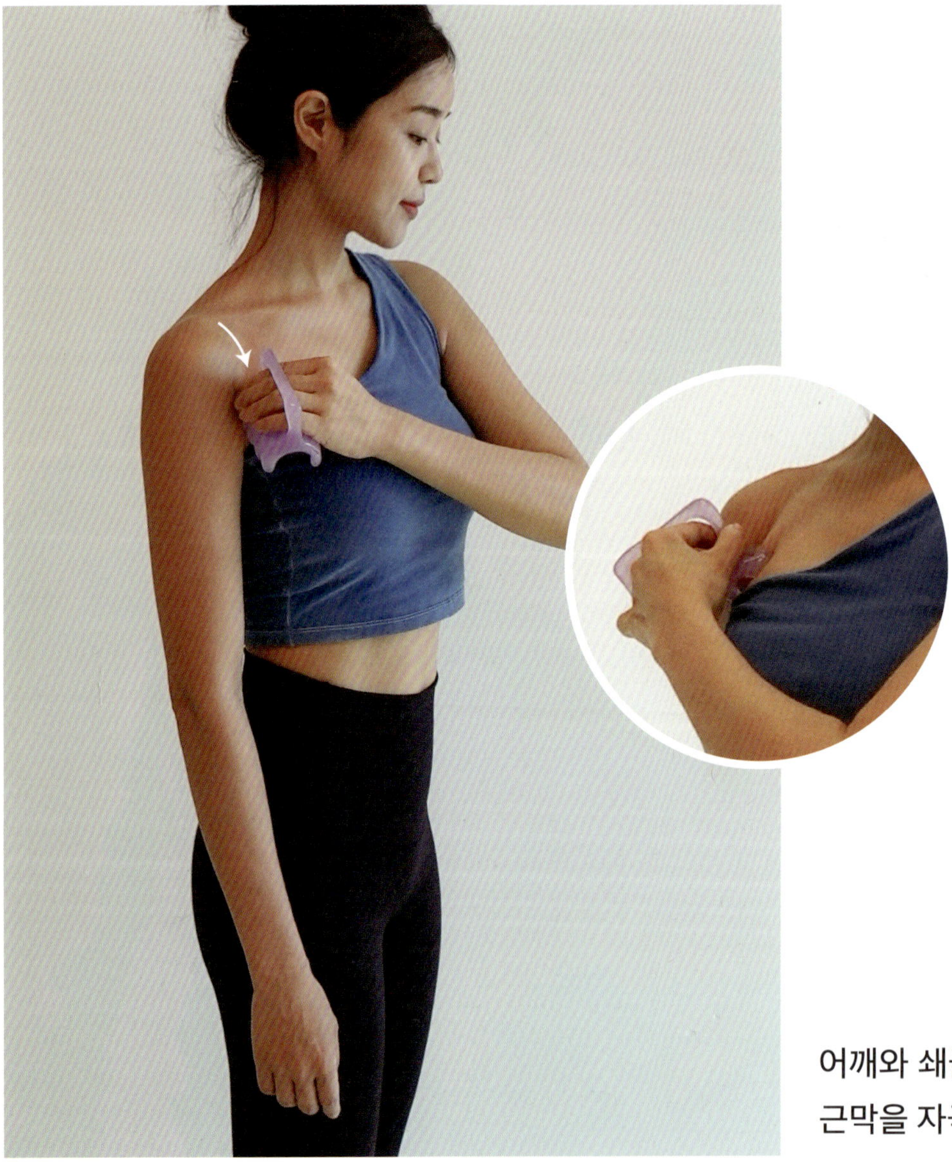

어깨와 쇄골 사이를 꾹꾹 눌러주며 근막을 자극하세요.

2 본격 괄사

· 권장 횟수 : 주 3~5회
· 소요 시간 : 10~15분

샤워 전이나 저녁에 하면 긴장 해소와 숙면 유도에 더욱 효과적입니다.

01 후면 근막 이완

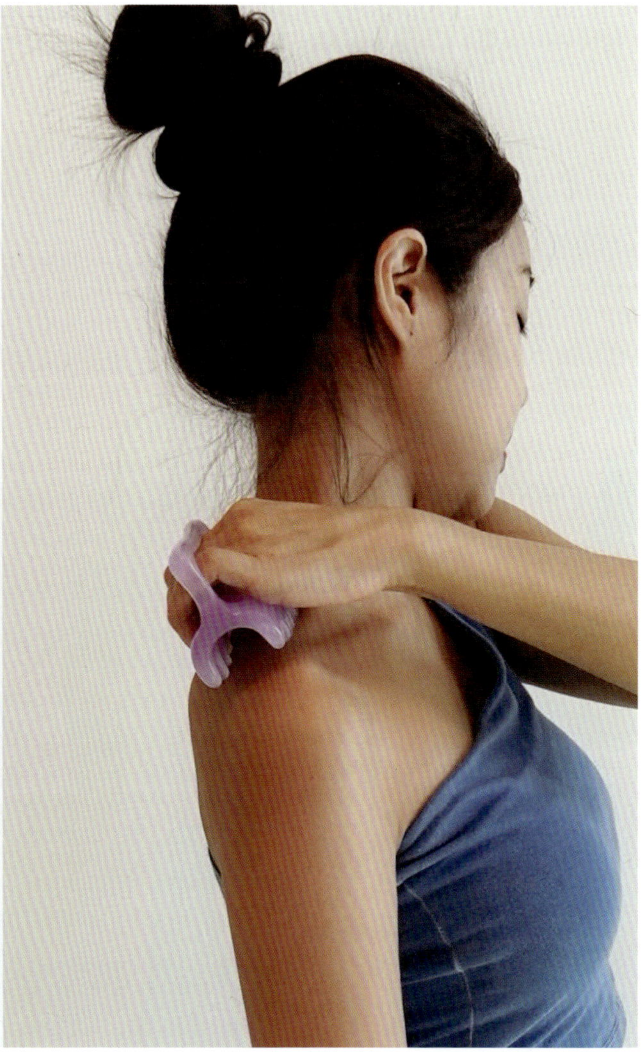

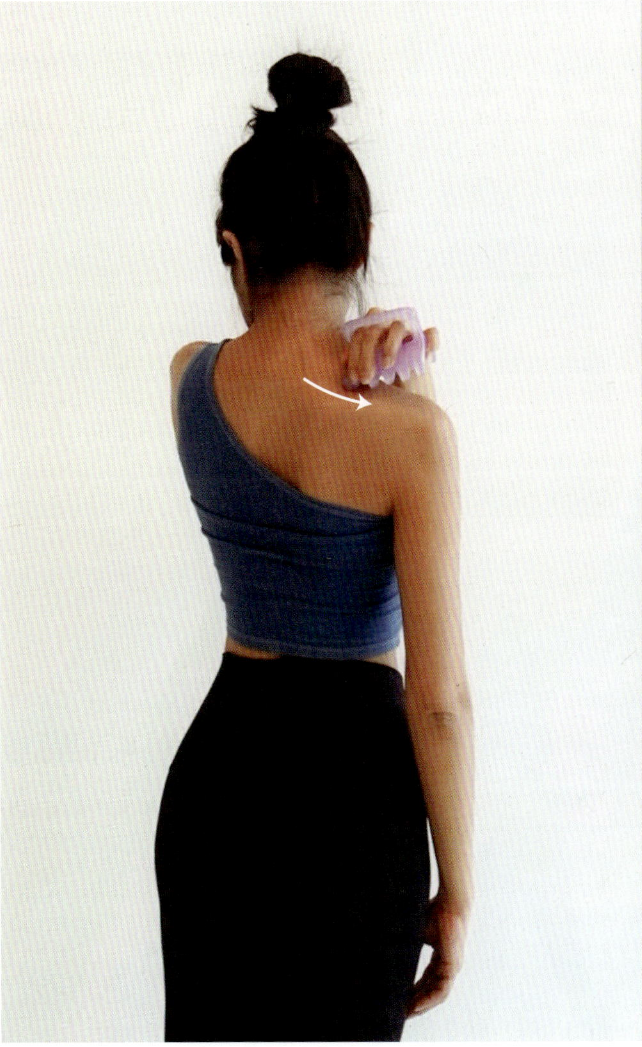

목 뒤에서 어깨 끝 방향으로 부드럽게 쓸어주세요(승모근 전체 포함).

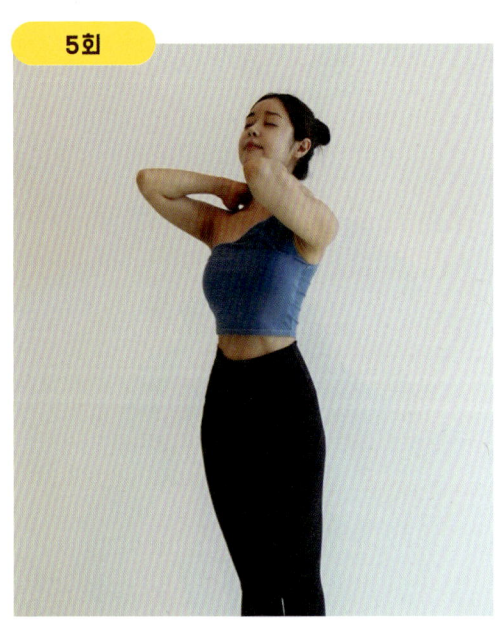

02
손바닥을 목 뒤에 대고, 목에서 어깨 방향으로 쓸어내려주세요.

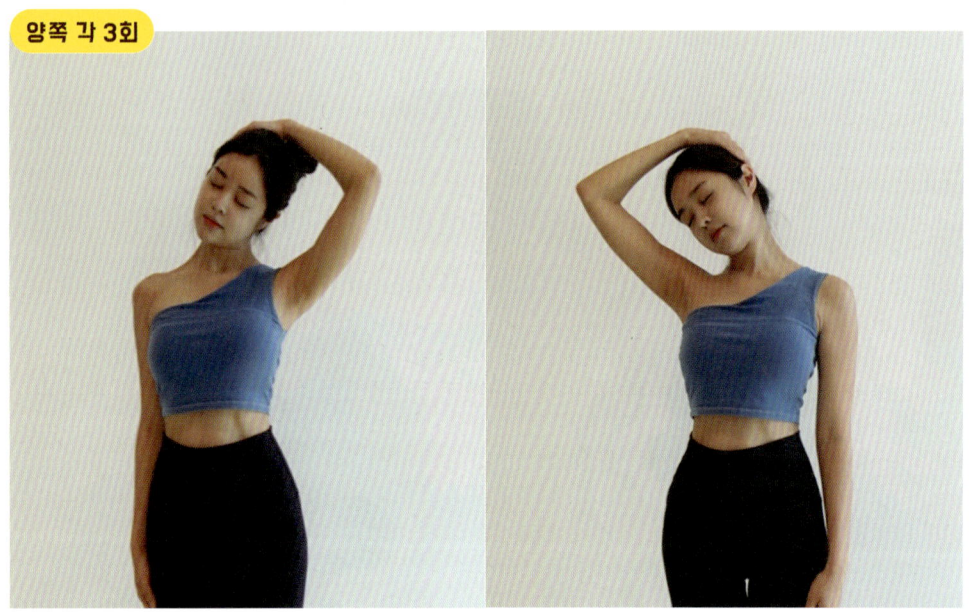

03
머리를 좌우로 기울이며 목을 스트레칭해주세요.

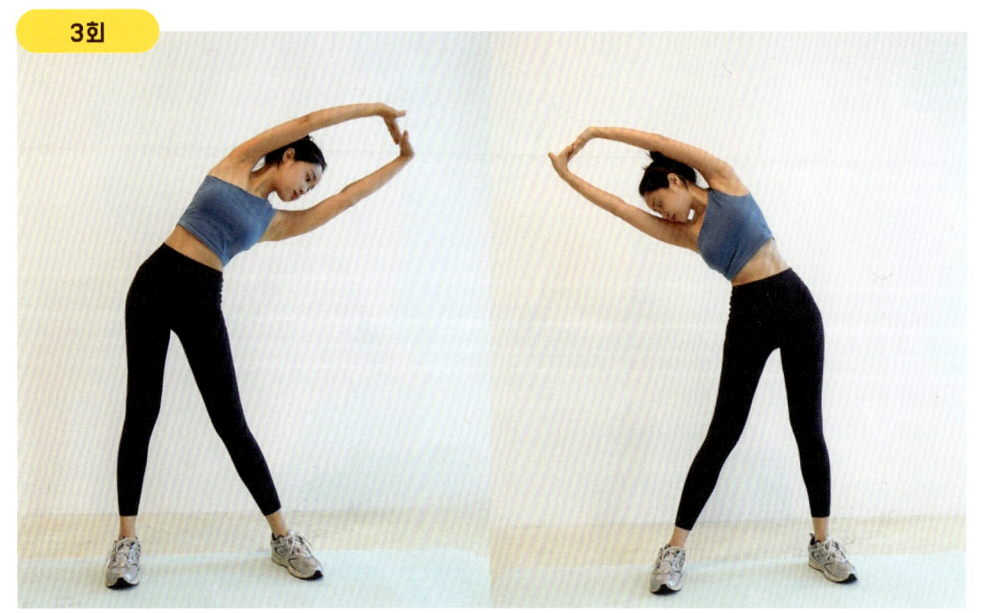

04
양손을 깍지 끼고 팔을 들어 올린 후, 몸통을 좌우로 부드럽게 기울입니다.

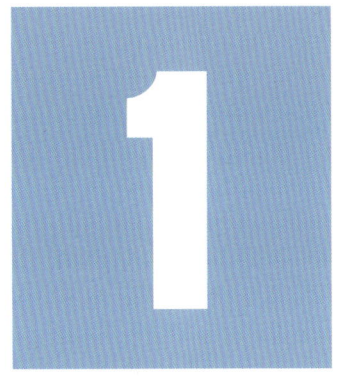

준비운동

괄사로 자극하기 전, 목과 어깨 주변 근막을 풀어주는 스트레칭으로 시작합니다. 긴장된 부위를 부드럽게 이완해야 괄사 효과가 높아집니다. 어깨와 목 혈류를 깨워주세요.

10초씩 3회

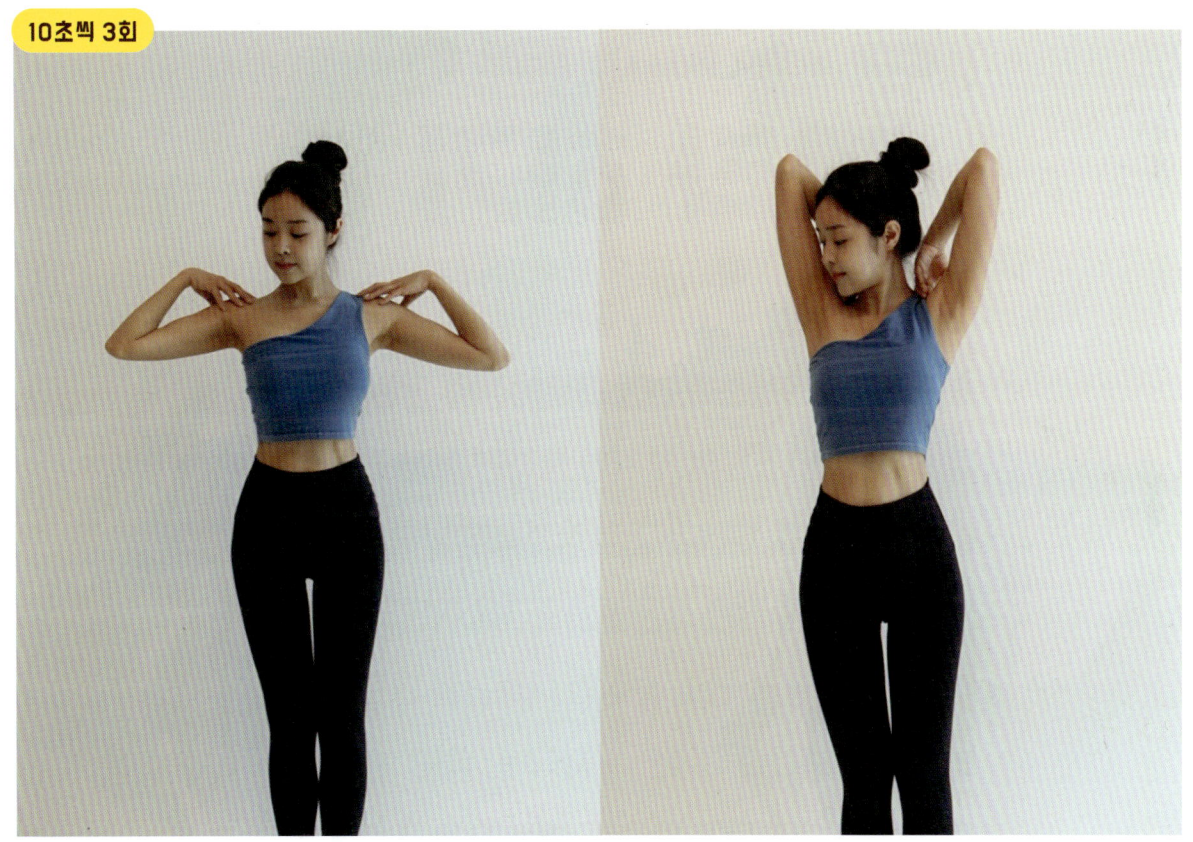

01 양손으로 어깨를 감싸듯 누르며 원을 그리듯 풀어줍니다.

기적의
승모근 괄사
따라 하기

승모근은 스트레스와 긴장 때문에 자주 굳는 부위 중 하나입니다. 이 부위가 뭉치면 어깨 라인이 넓어 보이고, 두통과 혈류 정체를 유발하기도 합니다. 이번 루틴은 긴장된 승모근을 이완하고, 부드러운 쇄골 라인과 슬림한 어깨선을 만드는 데 도움을 줍니다. '이완 → 자극 → 유도 → 운동' 단계로 구성되어 있으며, 림프 흐름과 긴장 완화를 목표로 합니다.

PART 2

02 햄스트링 이완

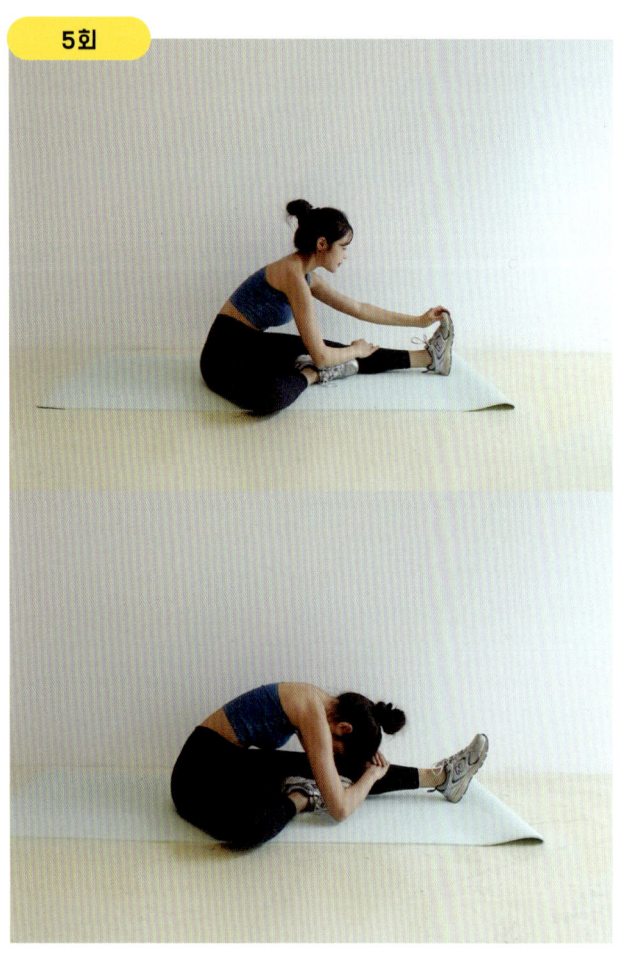

5회

❶ 한쪽 다리를 뻗고 반대쪽 무릎은 구부린 자세로 앉습니다.
❷ 숨을 들이마시며 척추를 세우고, 숨을 내쉬며 복부 힘을 이용해 상체를 앞으로 숙입니다.
❸ 햄스트링과 등, 엉덩이 뒤쪽까지 늘이며 자극을 느끼세요.

03 캣 카우

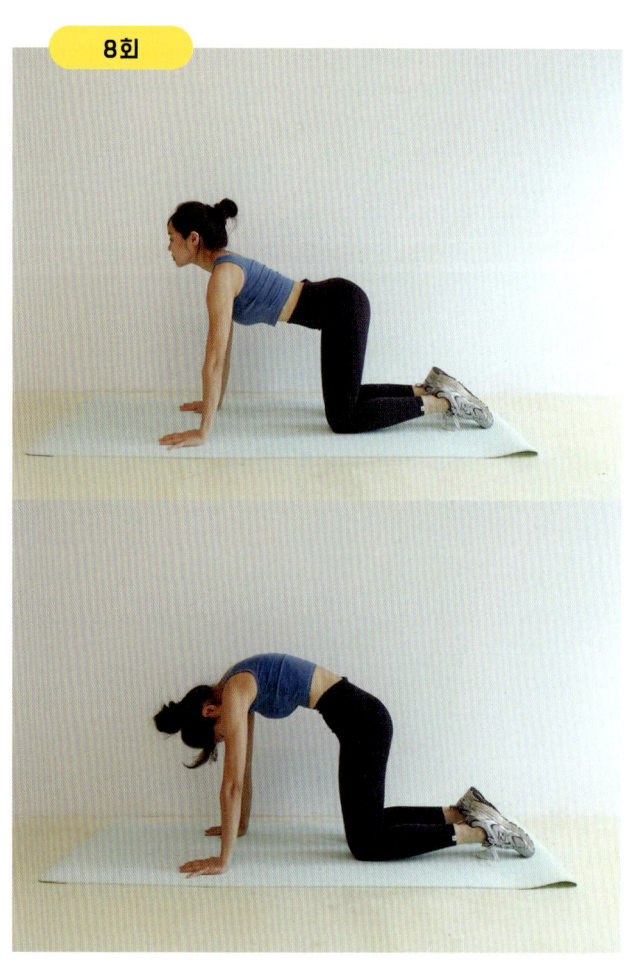

8회

❶ 무릎을 구부리고 두 손바닥으로 바닥을 짚어 테이블 자세를 취합니다(어깨 아래 손, 골반 아래 무릎 위치).
❷ 숨을 들이마시며 시선은 정면에 두고 가슴을 열며 복부를 아래로 부드럽게 이완합니다.
❸ 숨을 내쉬며 턱을 당기고 배꼽을 끌어당기며 등 전체를 둥글게 말아줍니다.
❹ 천천히 8회 반복하며 척추 움직임에 집중하세요.

3 마무리 스트레칭

운동과 괄사로 자극받은 근막과 근육을 안정화하는 루틴입니다.

01 기지개 스트레칭

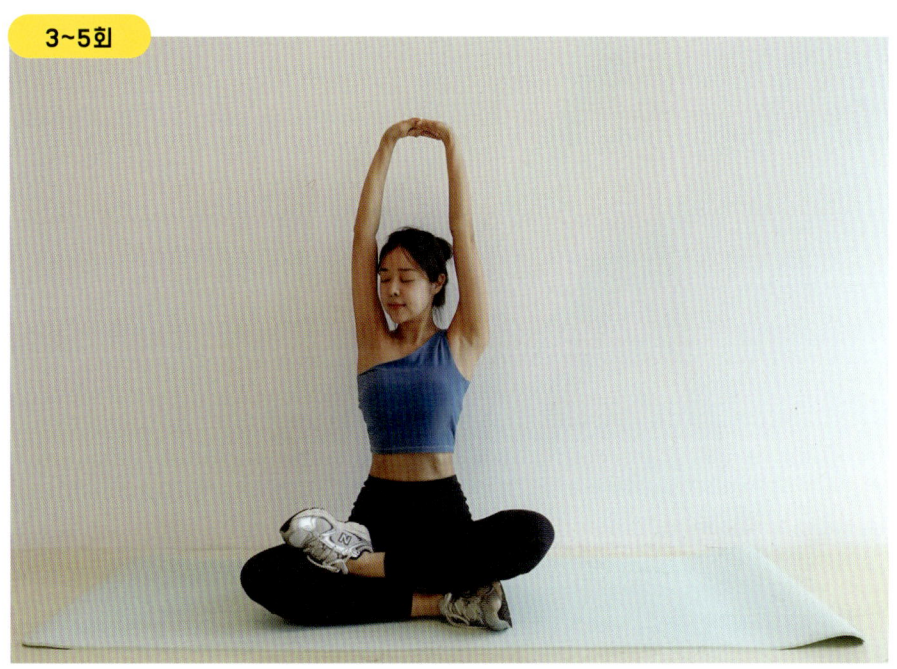

3~5회

❶ 편하게 앉은 자세에서 양손을 펴고 손바닥을 서로 마주 보게 해서 팔을 들어 올립니다.
❷ 숨을 들이마시며 양팔을 머리 위로 천천히 뻗으면서 상체와 척추를 길게 늘입니다.
❸ 숨을 내쉬며 복부와 어깨의 긴장을 부드럽게 풀어주며 상체를 이완합니다.
❹ 자연스럽게 호흡을 유지하며 3~5회 반복합니다.

전신 혈류 활성화 체지방 연소 복부 중심 안정

점핑 잭

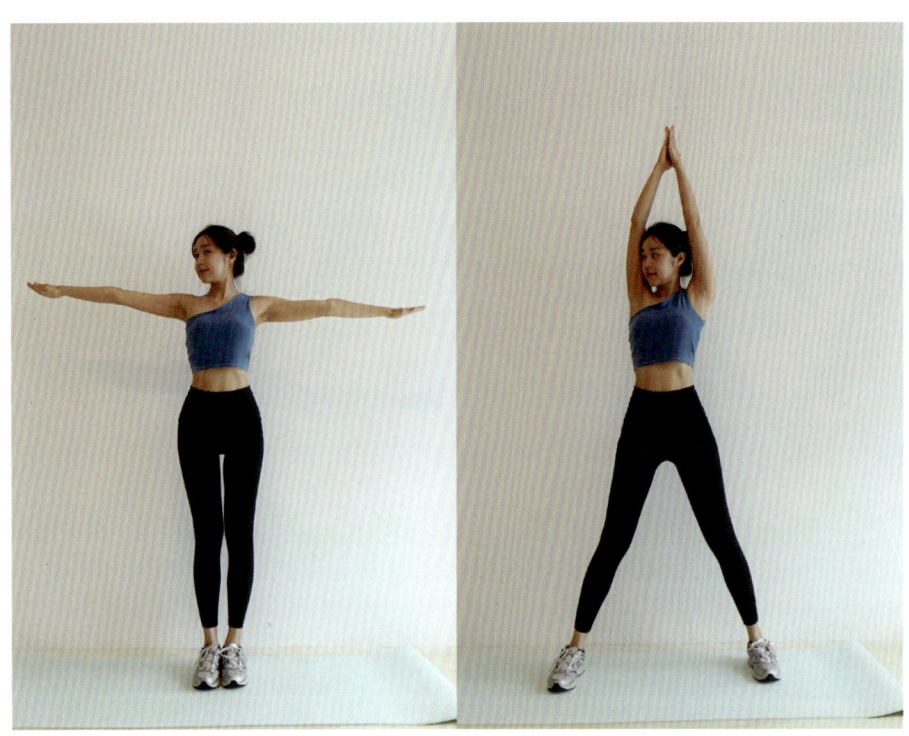

❶ 양발을 모으고 양팔은 옆으로 벌린 채 똑바로 섭니다.

❷ 숨을 내쉬며 가볍게 점프하면서 양팔을 머리 위로 모으고, 동시에 양발은 어깨너비보다 넓게 벌립니다.

❸ 숨을 들이마시며 다시 점프해 양팔을 옆으로 내리면서 양발도 모읍니다.

❹ 좌우로 리듬감 있게 반복하며 복부를 조이듯 중심을 유지합니다.

❺ 20~30회 반복, 총 2세트 진행하세요.

point
- 복부에 힘을 주고 중심이 흔들리지 않도록 유지하세요.
- 팔은 위에서 완전히 붙이지 않아도 OK! 자연스럽게 모아 올려주세요.
- 좌우 스텝에 복부를 따라 움직이는 느낌으로 리듬을 타세요.

괄사 후 하체의 림프 순환을 빠르게 돕는 인터미디어트 점핑 루틴입니다.

소요 시간 5분 / 난이도 중

복부 옆 라인(복사근) 강화   허리 유연성   균형감각 개선

크로스 터치 사이드 밴드

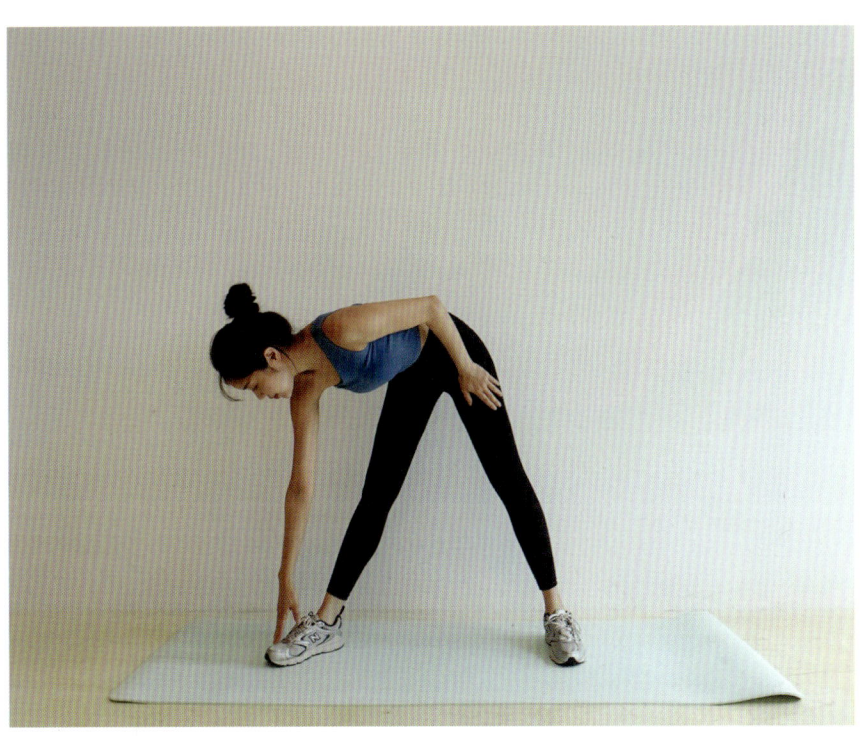

❶ 다리를 넓게 벌리고 팔을 양옆으로 뻗은 채 서주세요.

❷ 숨을 내쉬며 상체를 숙여 오른손으로 오른발 끝을 터치하고 옆구리를 수축하며 시선은 아래를 봅니다.

❸ 숨을 들이마시며 상체를 세우고, 발을 모아 중앙에 정렬한 후 양팔을 위로 모으며 몸을 곧게 세웁니다.

❹ 숨을 내쉬며 반대쪽도 동일한 방법으로 진행합니다. 총 20~30회, 리드미컬하게 진행하세요.

point
- 좌우 왕복 시 반드시 '중앙 리셋'을 거치세요.
- 팔보다 복부 중심으로 움직임을 리드합니다.
- 터치할 때 허리를 굽히지 않고 옆으로 접는 느낌으로 진행하세요.

다이어트 부스터 booster
살이 쭉쭉 빠지는 순환 유산소 루틴 ❷
상체 순환 점프 루틴

`복부 중심 근육(코어) 자극` `햄스트링과 둔근(엉덩이) 자극` `어깨와 상체의 유연성 증가` `체지방 연소`

크로스 니 리프트

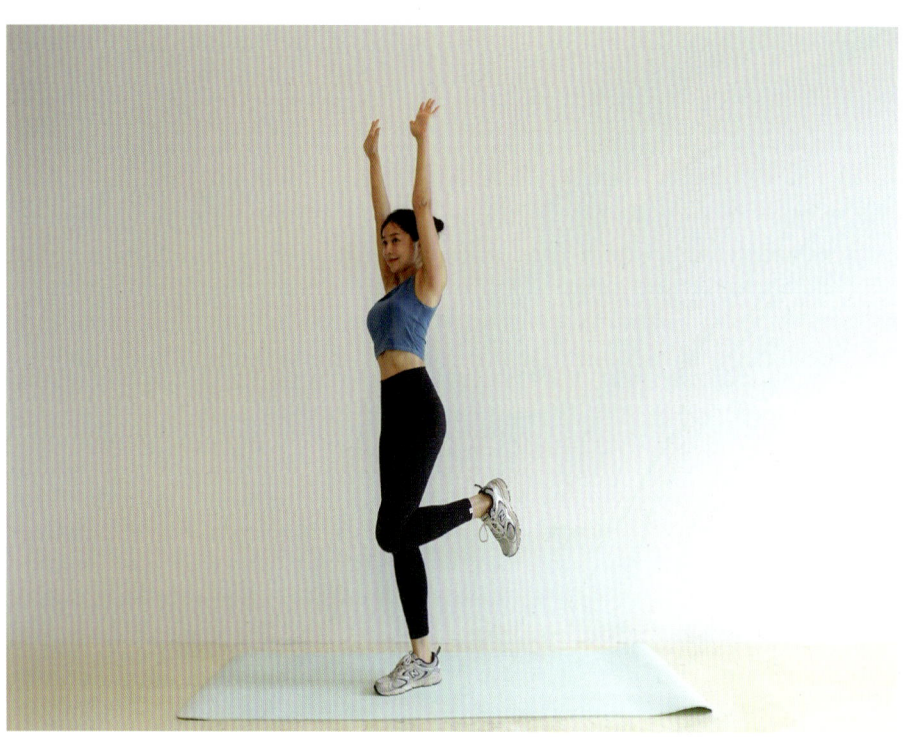

❶ 양팔을 아래로 내리고 숨을 들이마시며 바르게 선 상태에서 시작합니다.
❷ 복부에 힘을 주어 중심을 고정한 채, 한쪽 다리의 뒤꿈치를 엉덩이 쪽으로 접습니다.
❸ 숨을 내쉬는 동시에 양팔을 머리 위로 길게 뻗으며 상체를 바르게 세웁니다.
❹ 동작 내내 복부의 긴장을 유지하며 좌우 교대로 리듬감 있게 진행합니다.
❺ 좌우 1회씩 총 20~30회 반복, 2세트 진행합니다.

point
· 다리가 접힐 때 중심이 흔들리지 않도록 복부 코어에 집중합니다.
· 양팔을 머리 위로 쭉 뻗으며 복부-허리 라인을 길게 늘인다는 느낌으로 진행하세요.
· 가볍게 걷는 느낌이 아니라 복부와 하체의 힘으로 리드하는 유산소 동작입니다.

`코어 각성` `코어 정렬`

스탠딩 리치 & 스텝

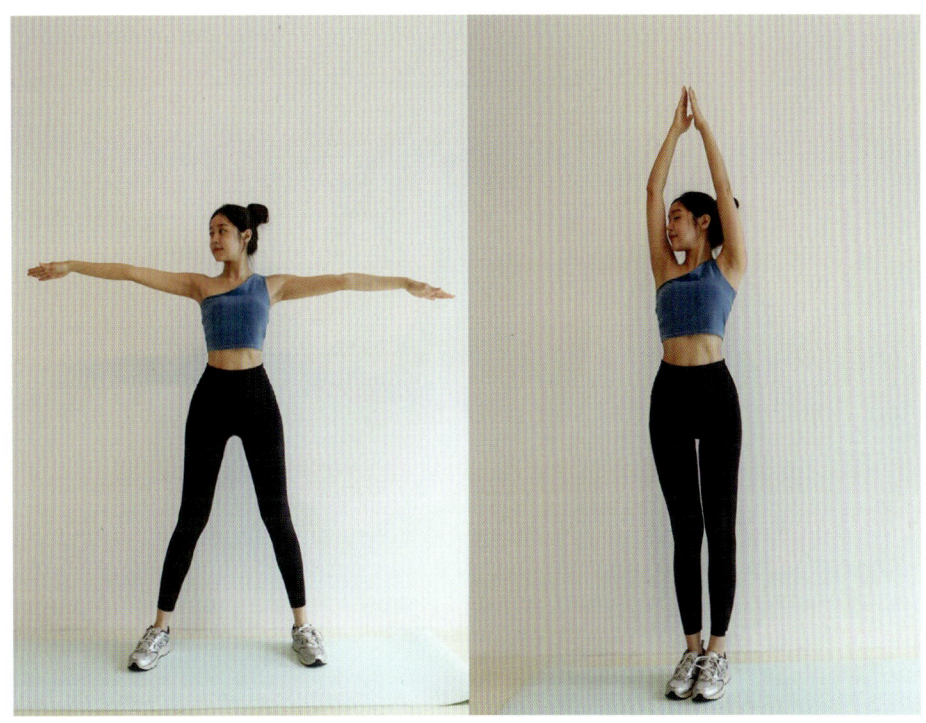

❶ 양발을 어깨너비로 벌리고, 양팔을 옆으로 펼쳐 자세를 잡습니다.
❷ 숨을 들이마시며 양팔을 머리 위로 모으면서 가볍게 양발을 모아줍니다.
❸ 숨을 내쉬며 곧바로 양팔을 옆으로 벌리고, 좌우로 진행해줍니다.
❹ 같은 리듬으로 20~30회 반복, 총 2세트 실시합니다.

point
- 팔을 머리 위로 올릴 때 배꼽을 조이며 중심을 고정합니다.
- 다리를 벌릴 때 골반이 무너지지 않도록 복부 긴장을 유지하세요.
- 상체는 길게, 하체는 리듬 있게, 복부를 기준으로 움직임을 연결하세요.

짧은 유산소로 대사량을 끌어올리는 워밍업 루틴입니다.

소요 시간 5~7분 / 난이도 중

복부 측면 근육(사근) 자극   균형감각 및 전신 협응력 향상

크로스 니 리프트

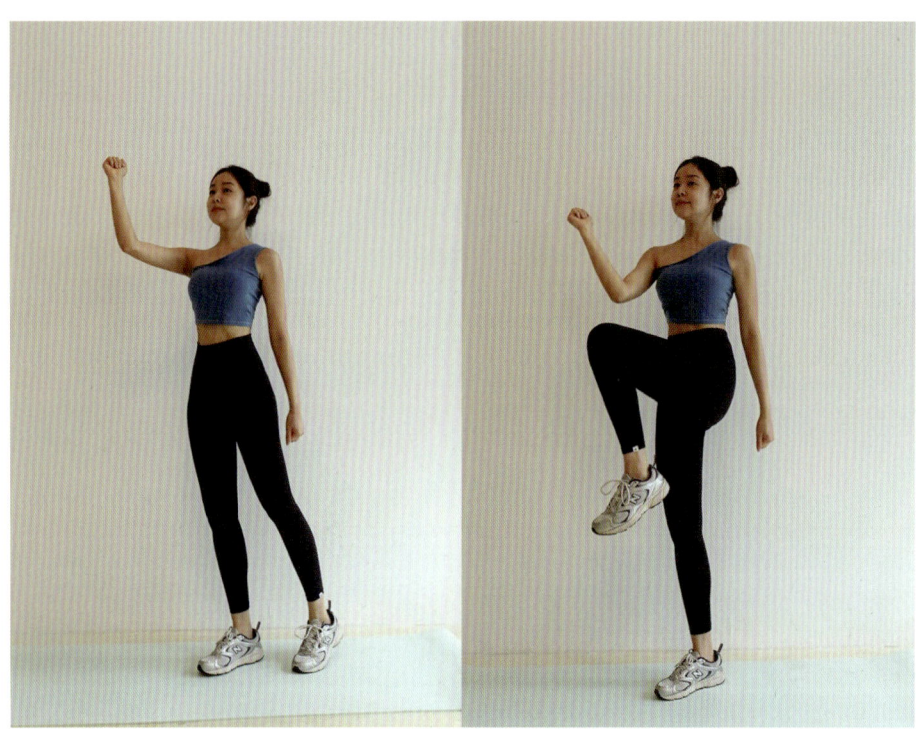

❶ 양발을 어깨너비로 벌리고 바르게 섭니다.
❷ 한쪽 팔은 가볍게 90도로 굽혀 숨을 들이마시며 준비 자세를 취합니다.
❸ 숨을 내쉬며 왼쪽 무릎을 들어 오른쪽 팔꿈치와 크로스로 터치합니다.
❹ 제자리로 돌아와 숨을 들이쉽니다.
❺ 반대쪽도 동일하게 진행합니다.
❻ 좌우 교차로 20~30회 반복하며 2세트 진행하세요.

point
· 무릎을 가슴 방향까지 끌어올린다는 느낌으로 진행하세요.
· 몸이 너무 흔들리지 않도록 코어에 힘을 주세요.
· 동작은 속도보다 정확한 크로스 터치에 집중하세요.

다이어트 부스터 booster

살이 쭉쭉 빠지는 순환 유산소 루틴 ❶
림프 순환 워크

`하복부 & 고관절 근육 자극` `코어 중심 자극`

하이 니 마치

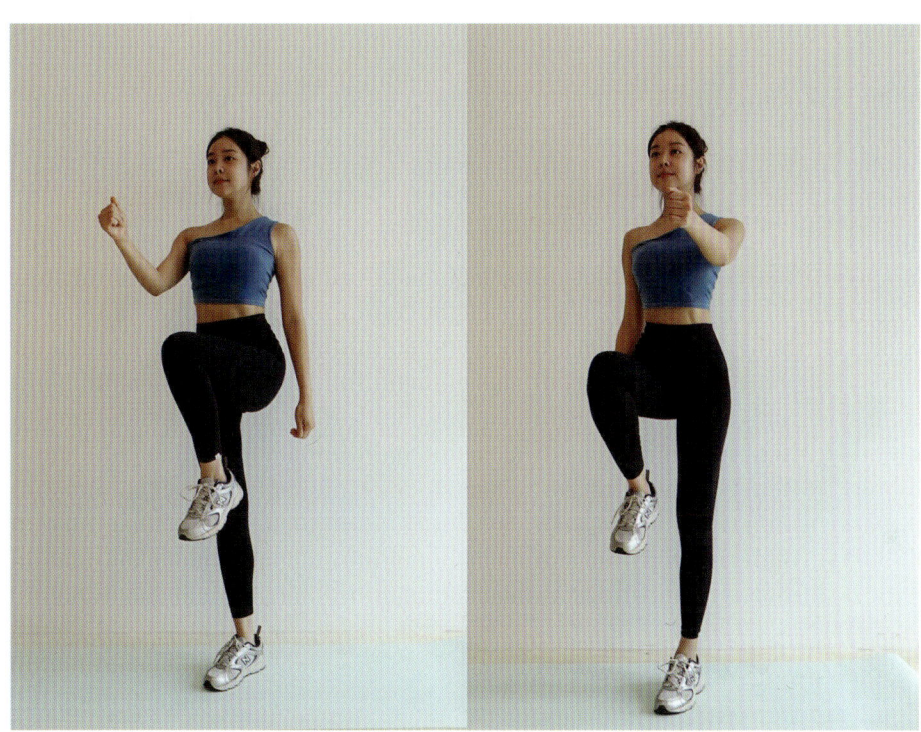

❶ 바르게 선 자세에서 양손은 허리 높이에 자연스럽게 둡니다.
❷ 숨을 내쉬며 한쪽 무릎을 가슴 가까이까지 힘차게 들어 올렸다 숨을 들이마시며 내립니다.
❸ 반대쪽 다리도 동일하게 반복하며 걷는 느낌으로 리듬감 있게 진행합니다.
❹ 좌우 교차하며 30~40초간 반복, 총 2세트 진행합니다.

point
· 무릎이 배꼽보다 높이 올라오도록 의식하세요.
· 상체는 곧게 유지하며 몸이 뒤로 젖혀지지 않게 주의합니다.
· 복부의 긴장감을 유지하며 리듬감 있게 진행하세요.

림프 자극 후 복부 근육을 수축하며 가볍게 따라 할 수 있는 복근 운동입니다.

소요 시간 7분 / 난이도 하

복직근 상하부 전체 자극   복부 수축 및 복압 조절 훈련   코어 강화 및 허리 안정

무릎 터치 크런치

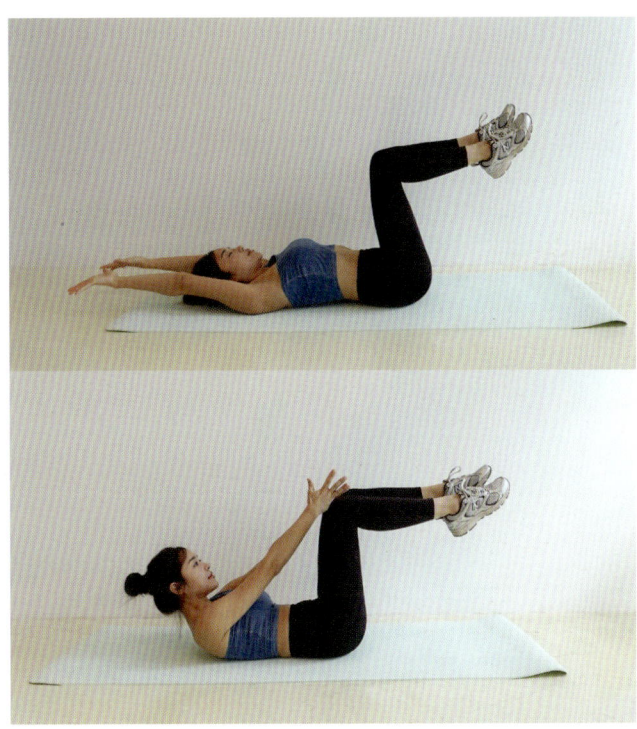

❶ 바닥에 누워 무릎을 90도로 구부려 들어 올리고, 팔은 머리 위로 길게 뻗습니다.
❷ 숨을 내쉬며 손끝을 무릎을 향해 뻗으면서 상체를 들어 올립니다.
❸ 숨을 들이마시며 팔을 다시 머리 위로 넘기면서 시작 자세로 돌아옵니다.
❹ 15~20회 반복, 총 2세트 진행.

point
· 손끝이 무릎에 닿는다는 느낌으로 복부 수축에 집중합니다.
· 반동 없이 복부 힘으로만 올라오세요.
· 허리는 바닥에 붙인 채 진행하세요.

다이어트 업 UP

살이 더 잘 빠지는 근력 운동 ❷
뱃살 자극 복근 루틴

`복직근 & 복부 중심부 자극` `매끄러운 복부 라인` `코어 강화`

크런치 업

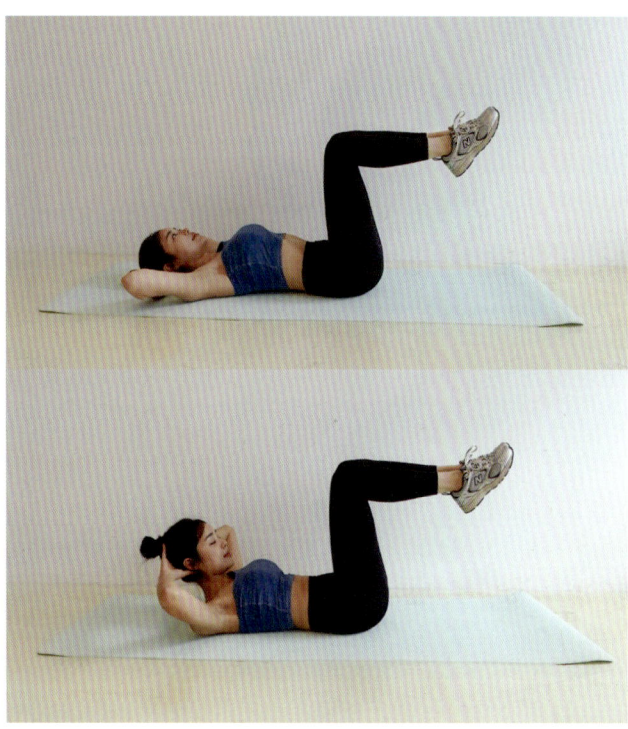

❶ 바닥에 등을 대고 누운 자세에서 무릎을 90도로 접고 다리를 들어줍니다.
❷ 양손은 머리 뒤에 가볍게 대고, 어깨와 머리를 바닥에서 살짝 들어 올립니다.
❸ 복부가 수축되는 것을 느끼며 숨을 내쉬면서 상체를 들어 올렸다가 숨을 들이마시며 천천히 다시 눕습니다.
❹ 15~20회 반복, 2세트 진행합니다.

point
· 허리가 바닥에서 뜨지 않도록 복부에 힘을 주세요.
· 목에 힘을 주지 말고 시선은 무릎 위쪽으로 향합니다.
· 동작은 반동 없이 천천히 하세요.

옆구리 & 복부 측면 근육 강화   골반 안정성 향상   복부와 둔근의 협응력 강화

니 서포트 사이드 플랭크

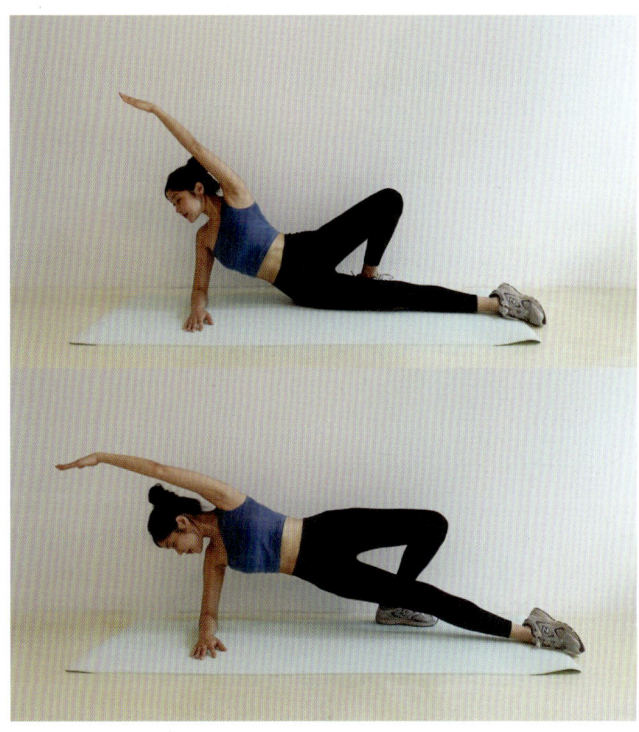

❶ 오른쪽 무릎과 손바닥을 바닥에 대고, 오른쪽 다리는 곧게 뻗습니다.

❷ 왼팔은 머리 위로 길게 뻗으며 준비 자세를 잡습니다.

❸ 숨을 내쉬며 골반을 들어 올려 옆구리 힘으로 버팁니다.

❹ 숨을 들이마시며 천천히 골반을 내려 원위치로 돌아옵니다.

❺ 15회 반복한 후 반대편도 동일하게 진행합니다. 총 2세트 권장.

point
- 손과 무릎이 일직선상에 위치하도록 정렬하세요.
- 복부에 힘을 주어 허리가 꺾이는 것을 방지하세요.
- 동작 내내 천천히 부드럽게 움직입니다.

옆구리 지방이 눌리거나 겹치는 분들에게 추천하는 간단 근력 루틴입니다.

소요 시간 7~10분 / 난이도 하

`옆구리 코어 근육 강화` `척추 안정성 향상` `복부 라인 정리` `허리 탄력 강화`

무릎 사이드 플랭크

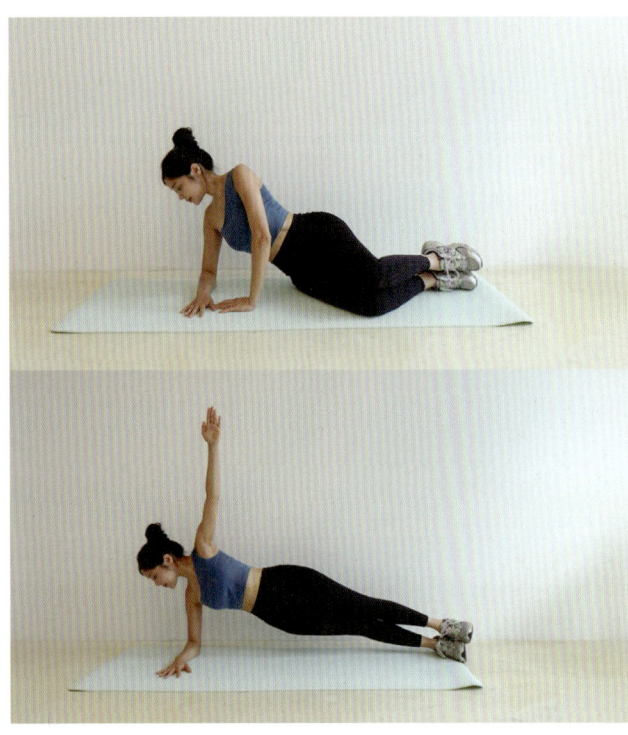

❶ 오른쪽 옆으로 누운 상태에서 무릎을 살짝 굽혀줍니다.

❷ 숨을 들이쉬며 오른쪽 손바닥 또는 팔꿈치를 어깨 아래에 두고, 복부에 힘을 주며 숨을 내쉬면서 골반을 들어 올립니다.

❸ 왼쪽 팔을 들어 올리고 몸이 무릎부터 어깨까지 일직선이 되도록 정렬한 후 자세를 유지합니다.

❹ 15~30초간 유지한 후 반대쪽도 동일하게 진행합니다. 총 2세트 권장.

point
- 복부와 엉덩이에 힘을 주어 중심이 흐트러지지 않도록 유지하세요.
- 어깨가 귀 쪽으로 올라가지 않게 목을 길게 세우세요.
- 들이쉬고 내쉬는 호흡을 복부에 집중해 안정감 있게 유지합니다.

다이어트 업 UP

살이 더 잘 빠지는 근력 운동 ❶
옆구리 정리 근력 루틴

`옆구리 근육 & 복부 옆 라인 자극` `골반 안정화` `하체 정렬 보조`

사이드 레그 업

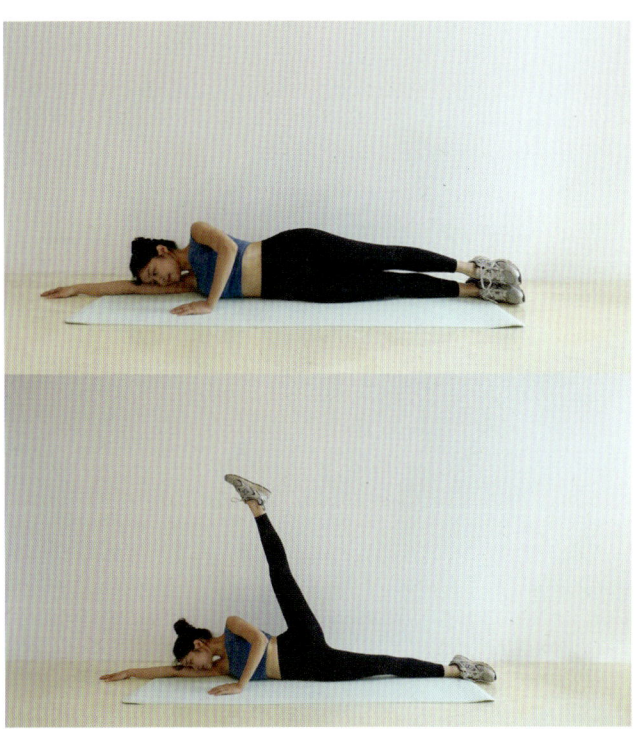

❶ 옆으로 누워 아래 팔은 머리 아래에 두고 몸을 곧게 정렬합니다.
❷ 위쪽 다리를 곧게 편 상태로 숨을 내쉬며 천천히 위로 들어 올립니다.
❸ 숨을 들이마시며 천천히 다리를 내려 시작 자세로 돌아옵니다.
❹ 15~20회 반복한 후, 반대쪽도 동일하게 진행합니다. 총 2세트 권장.

point
· 상체가 뒤로 젖혀지지 않도록 중심을 유지합니다.
· 복부에 가볍게 힘을 주어 허리가 꺾이지 않도록 하세요.
· 다리를 올릴 때 반동 없이 천천히 들어 올리세요.

04 벨트 or 유산소 운동(5~10분)

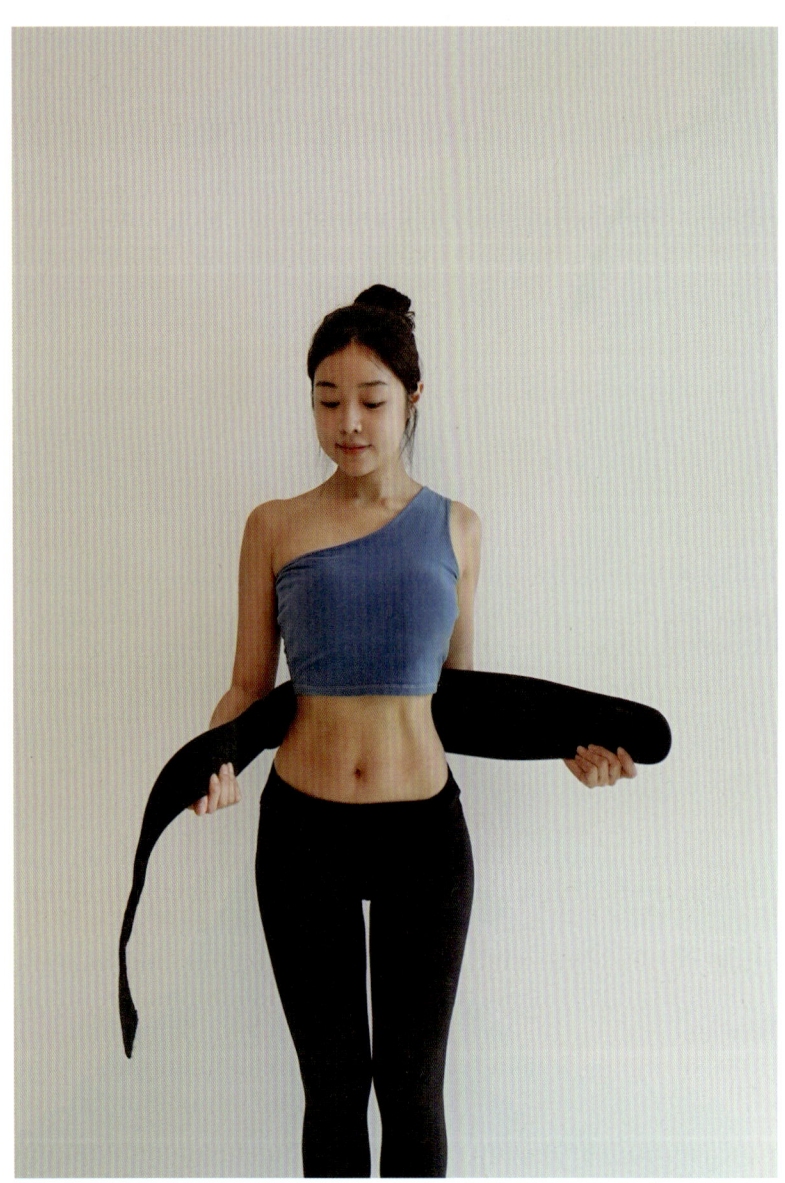

열 자극으로 지방 연소를 촉진합니다.

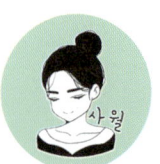

사월's 효과 부스트

온찜질이나 따뜻한 샤워 후 괄사를 하면 근막과 림프 흐름이 훨씬 더 유연하게 반응해요.
→ 열 자극 + 괄사 자극 = 부기 해소 속도 X2

03 림프 유도

복부 중심을 거쳐 서혜부(사타구니) 쪽으로 림프를 유도하며 쓸어주세요.

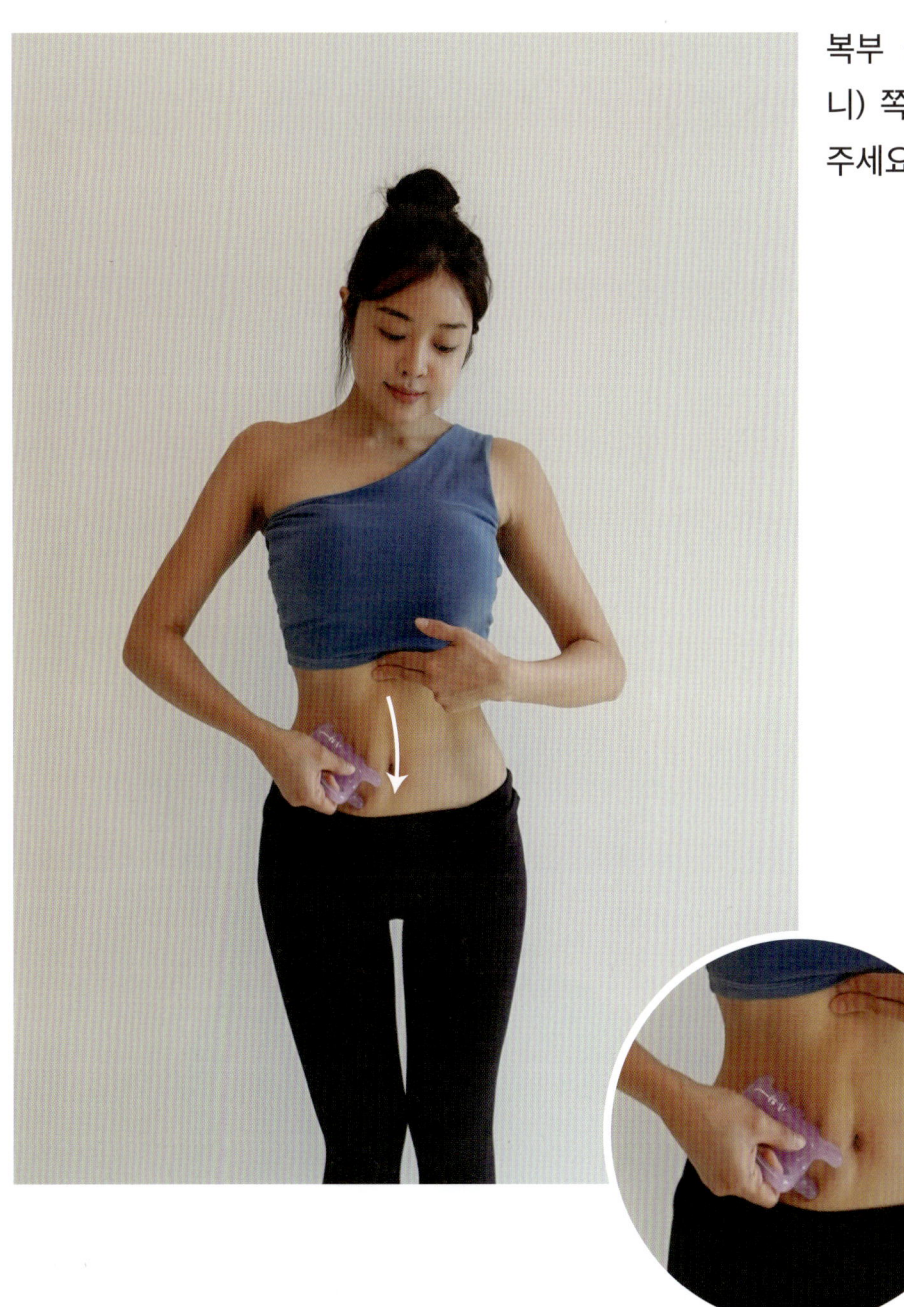

효과	뱃살 제거 / 셀룰라이트 제거 / 혈액순환
집중 부위	뒷허리 / 복부 측면 / 복부 중앙
효과 극대화	유산소 운동이나 사우나 전에 괄사로 먼저 자극을 주세요. 열 크림을 바르고 복부 벨트를 착용한 뒤 땀을 흘리면 부기 + 셀룰라이트 + 순환 개선 효과가 훨씬 더 강하게 느껴집니다.

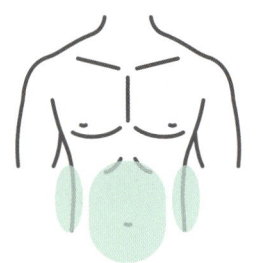
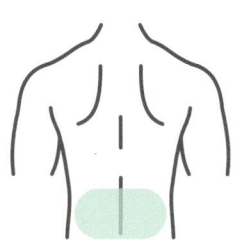

02 셀룰라이트 타깃 자극

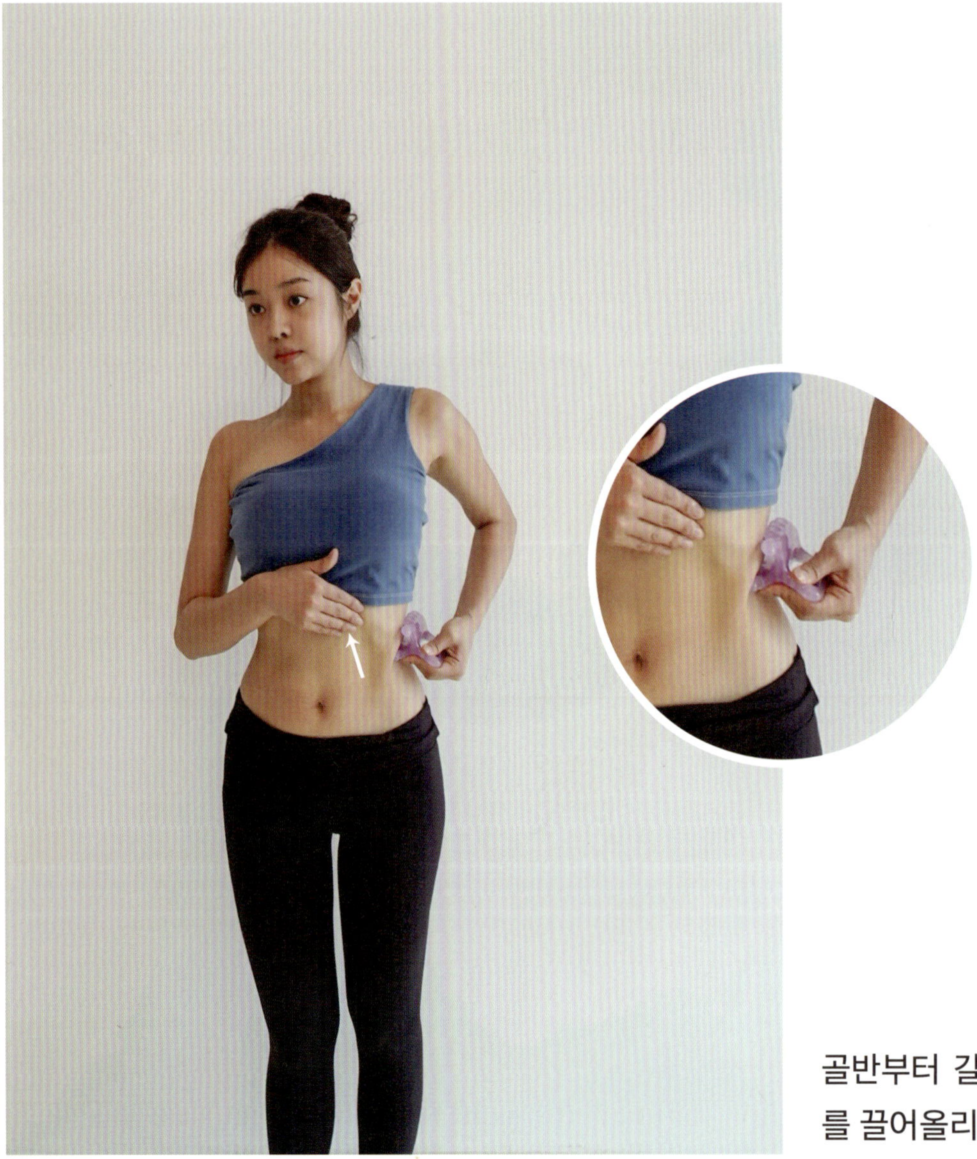

골반부터 갈비뼈 아래까지 옆구리를 끌어올리듯 자극합니다.

2 본격 괄사

- 권장 횟수 : 주 3~5회
- 소요 시간 : 10~15분

샤워 시 열감이 오르기 전, 괄사로 자극하고 나서 샤워하면서 노폐물 배출까지 도와주면 순환 + 셀룰라이트 + 뱃살 관리에 더 큰 효과를 얻을 수 있어요.

01 뒷구리 근막 이완

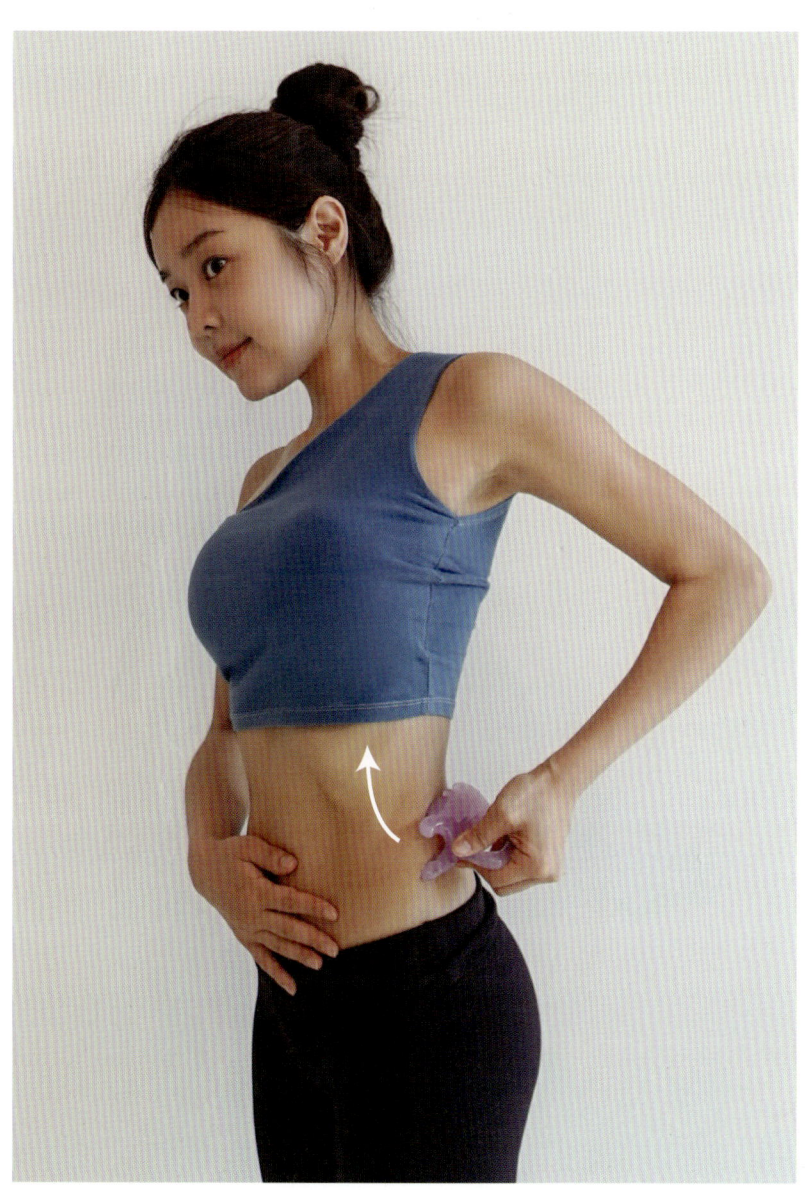

뒷허리를 중심으로 밑에서 위로 끌어올리듯 부드럽게 쓸어주세요.

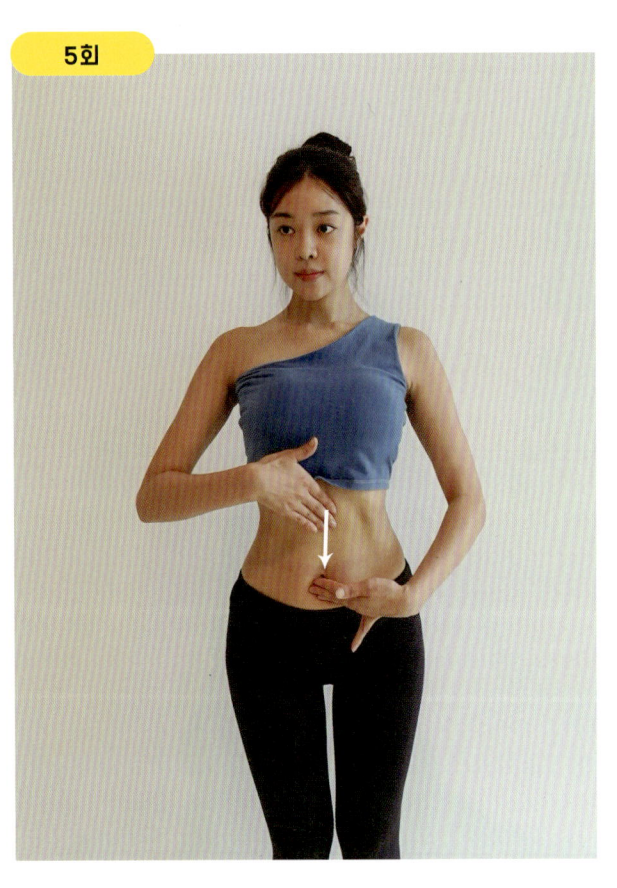

03 한 손으로 명치-배꼽 사이를 아래로 쓸어줍니다.

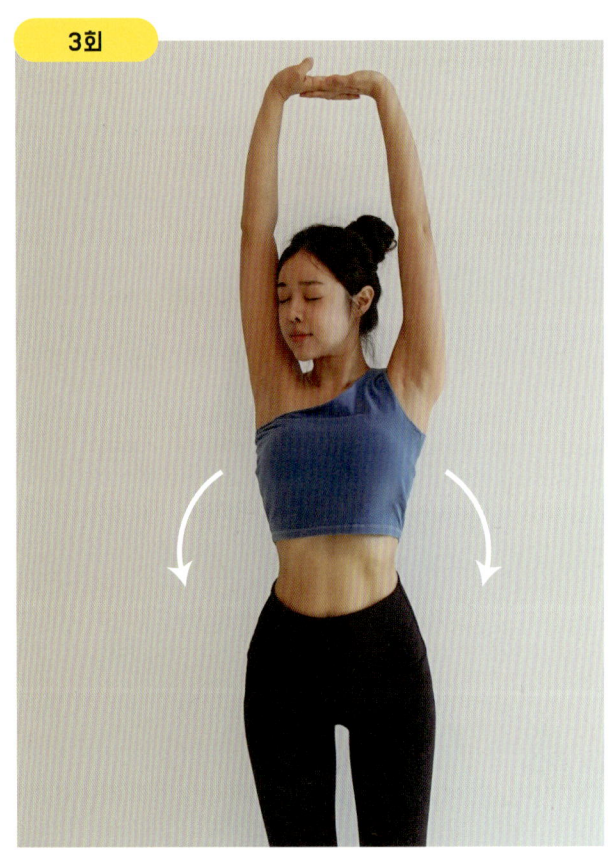

04 양손으로 깍지를 끼고 기지개 켜듯 위로 올려 스트레칭한 후 상체를 좌우로 기울여주세요.

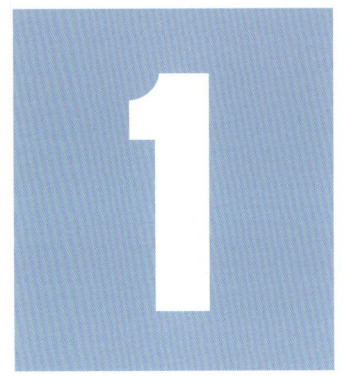

준비운동

괄사로 자극하기 전 복부 주변 근막과 림프 경로를 부드럽게 자극해주는 스트레칭과 마사지입니다. 긴장을 푼 상태에서 괄사로 자극하면 효과가 배가됩니다. 복부 혈류와 림프 흐름을 깨워주세요.

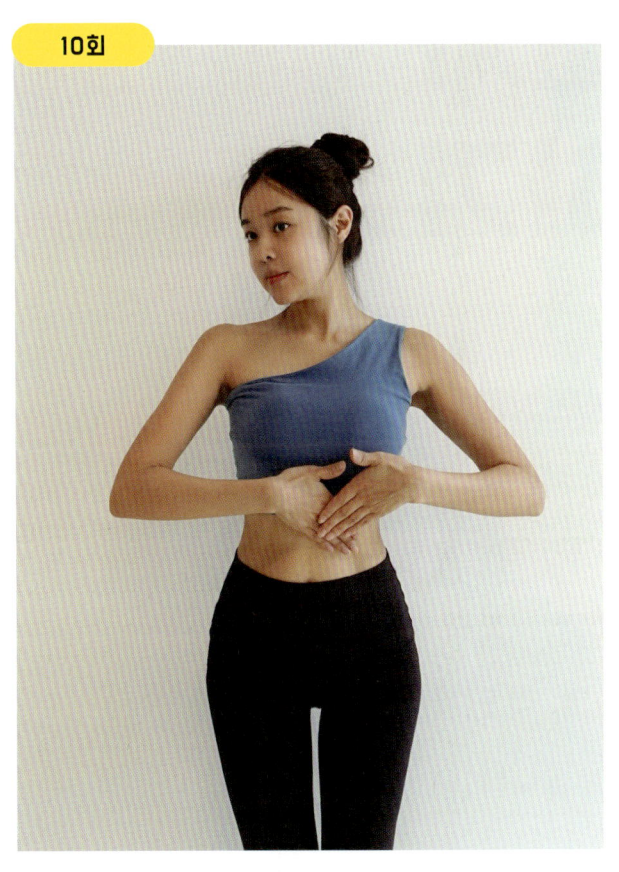

10회

01 양손으로 아랫배를 시계 방향으로 원 그리며 부드럽게 문질러주세요.

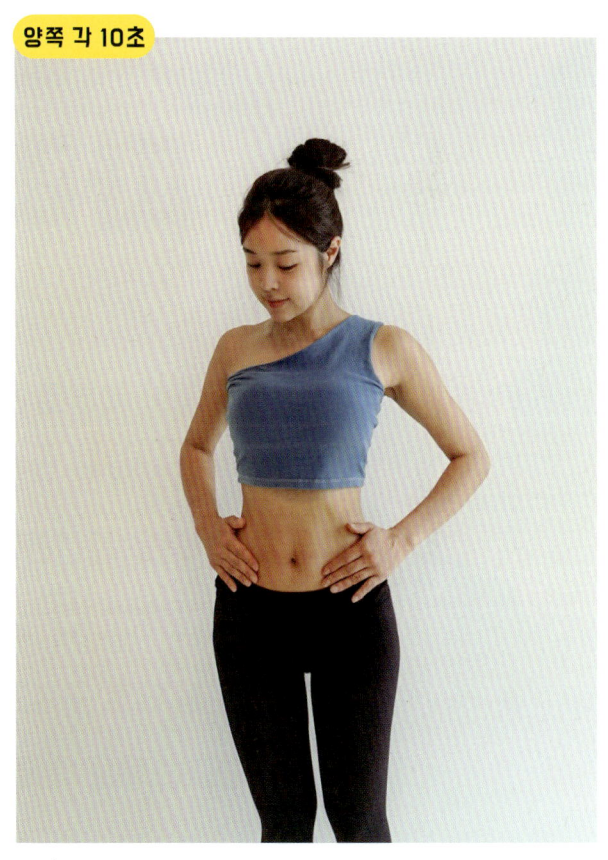

양쪽 각 10초

02 손바닥으로 옆구리를 쓸어내려주세요.

기적의
뱃살 괄사
따라 하기

등 뒤에서 복부로 흐르는 림프 방향을 따라 자극해주는 괄사 루틴입니다. 지방층, 셀룰라이트, 부종을 개선하며 개미 허리 라인을 만드는 데 효과적입니다. 순서는 '이완 → 자극 → 유도 → 운동'으로 구성되어 있으며, 각 단계는 림프 흐름과 노폐물 배출에 도움을 줍니다.

PART 1

4주 완성 괄사 체크표

| 1주 차 | 적응기 | 주 3회 |

월 승모근 후면 이완 ⇨ 집중 자극 ⇨ 림프 유도

수 허리 뒷구리 이완 ⇨ 복부 쓸기 ⇨ 사타구니 림프

금 팔뚝 전면 이완 ⇨ 겨드랑이 자극 ⇨ 팔 뒷면 마사지

| 2주 차 | 활성화기 | 주 4회 |

월 승모근 / **화** 팔뚝 / **목** 허리 / **토** 승모근 + 팔뚝

tip. 샤워 전·온찜질 후 진행 시 효과↑

| 3주 차 | 집중기 | 주 5회 |

월 승모근 / **화** 허리 / **수** 팔뚝 / **금** 승모근 + 허리 / **토** 팔뚝 + 허리

tip. 유산소 전 + 열 크림·복부 벨트로 땀 배출↑

| 4주 차 | 완성기 | 주 5~6회 |

월 승모근 / **화** 허리 / **수** 팔뚝 / **목** 승모근 + 허리 / **금** 팔뚝 + 허리

토 전신 림프 정리(각 5분)

※ 공통 팁
- 각 부위 10~15분
- 순서: 부드럽게 → 깊게 자극 → 림프 방향 배출
- 주 1회 휴식

PROLOG

하루를 마치고 거울 앞에 서면

부은 얼굴과 뻐근한 어깨가 나를 반기곤 했어요.

그래서 찾게 된 작은 도구, '괄사'.

단 몇 분의 시간을 들이면 굳었던 근육이 풀리고

흐르지 않던 순환이 살아나는 걸 느낍니다.

오늘부터 나를 위한 이 짧은 시간에 몸을 맡겨보세요.

CONTENT

004 프롤로그
005 4주 완성 괄사 체크표

PART 1
기적의 뱃살 괄사 따라 하기

008 준비운동

010 본격 괄사
· 뒷구리 근막 이완
· 셀룰라이트 타깃 자극
· 림프 유도
· 벨트 or 유산소 운동

014 DIET UP
살이 더 잘 빠지는 근력 운동
· 옆구리 정리 근력 루틴
· 뱃살 자극 복근 루틴

020 DIET BOOSTER
살이 쭉쭉 빠지는
순환 유산소 루틴
· 림프 순환 워크
· 상체 순환 점프 루틴

026 마무리 스트레칭

PART 2
기적의 승모근 괄사 따라 하기

030 준비운동

032 본격 괄사
· 후면 근막 이완
· 집중 자극
· 림프 유도
· 벨트 or 유산소 운동

036 DIET UP
살이 더 잘 빠지는 근력 운동
· 승모근 긴장 완화 &
  라인 정리 근력 루틴
· 승모근 자극 코어 안정 루틴

042 DIET BOOSTER
살이 쭉쭉 빠지는
순환 유산소 루틴
· 승모근 림프 순환 워크
· 상체 순환 점프 루틴

048 마무리 스트레칭

PART 3
기적의 팔뚝 괄사 따라 하기

052 준비운동

054 본격 괄사
· 팔 전면 근막 이완
· 겨드랑이 림프 자극
· 팔 뒷면 집중 마사지도
· 전체 림프 유도

058 DIET UP
살이 더 잘 빠지는 근력 운동
· 팔뚝 긴장 완화 &
  라인 정리 근력 루틴
· 팔뚝 자극 코어 안정 루틴

064 DIET BOOSTER
살이 쭉쭉 빠지는
순환 유산소 루틴
· 팔뚝 림프 순환 워크
· 상체 순환 점프 루틴

070 마무리 스트레칭

송사월

몸을 바꾸는 '순환 루틴'을 강조한 다이어트, 특히 자신만의 괄사 관리법으로 유명하다. 실제로 크게 감량했던 다이어트 경험을 바탕으로, 여러 시행착오를 극복하고 알아낸 '건강하고 아름답게 살 뺄 수 있는 방법'을 괄사는 물론, 운동부터 레시피까지 자세하게 소개하며 20만 팔로어의 생활 습관 교정 및 다이어트를 돕고 있다. 요가인요가아카데미(Sky Yoga Kula Certificate, SKY-HATHA Regular 프로그램 트레이너 과정, 2013. 11. 23~12. 1) 과정, 스포츠테이핑 1급 자격증(한국레저안전협회 키네시오테이핑 과정, 2016. 4. 15)을 포함해 총 11가지 필라테스 및 요가 등 운동 관련 자격증과 과정을 수료했다. 세계 3대 요리 학교 중 하나인 CIA(The Culinary Institute of America)를 졸업한 셰프이기도 한 그녀는 다이어트 집밥 레시피를 담은 <셰프의 가벼운 레스토랑>을 펴낸 바 있다.

기적의 괄사 따라 하기 <상체 편>

초판 1쇄 발행 · 2025년 8월 29일

지은이 · 송사월
발행인 · 우현진
발행처 · (주)용감한 까치
출판사 등록일 · 2017년 4월 25일
팩스 · 02)6008-8266
홈페이지 · www.bravekkachi.co.kr
이메일 · aoqnf@naver.com

기획 및 책임편집 · 우혜진
사진 촬영 · 한지승, 양영규 사진 편집 · 박성재
마케팅 · 리자
디자인 · 백설미디어 교정교열 · 이정현
CTP 출력 및 인쇄 · 제본 · 이든미디어

- 책값은 뒤표지에 표시되어 있습니다.
- 잘못된 책은 구입한 서점에서 바꿔드립니다.
- 이 책에 실린 모든 내용, 디자인, 이미지, 편집 구성의 저작권은 도서출판 용감한 까치와 지은이에게 있습니다. 허락 없이 복제하거나 다른 매체에 옮겨 실을 수 없습니다.

ISBN 979-11-91994-41-4(13510)

ⓒ 송사월

감성의 키움, 감정의 돌봄 용감한 까치 출판사

용감한 까치는 콘텐츠의 樂을 지향하며 일상 속 판타지를 응원합니다. 사람의 감성을 키우고 마음을 돌봐주는 다양한 즐거움과 재미를 위한 콘텐츠를 연구합니다. 우리의 오늘이 답답하지 않기를 기대하며 뻥 뚫리는 즐거움이 가득한 공감 콘텐츠를 만들어갑니다. 아날로그와 디지털의 기발한 콘텐츠 커넥션을 추구하며 활자에 기대어 위안을 얻을 수 있기를 바랍니다. 나를 가장 잘 아는 콘텐츠, 까치의 반가운 소식을 만나보세요!

기적의 골사 따라 하기
<상체 편>

송사월 지음